For Log Instructions and
FREE Surf Conditions Resources:

www.SurfSessionLogBook.com

Also by Earth Afloat:

An Intense Calm - Maldives Eco Surfing Chronicle

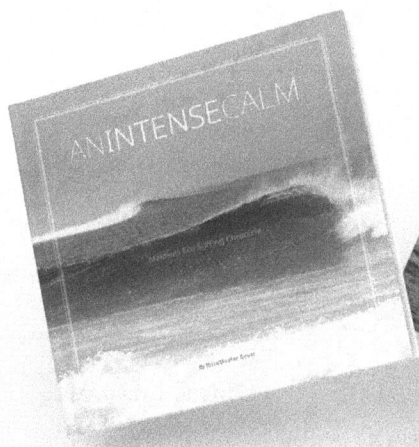

I0146262

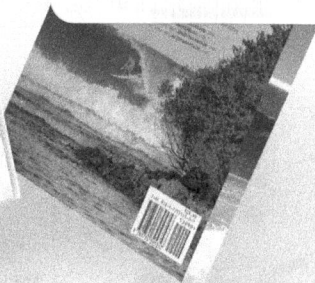

www.AnIntenseCalm.com

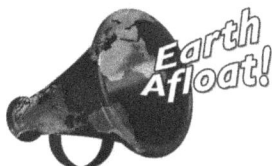

ISBN: 978-1-7353953-9-5

Cover Photo: Richard Kotch

EarthAfloatPublishing.com © 2020

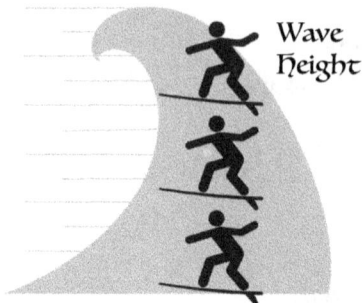

Wave Height

Break Type: beach · point · reef

_____

_____

Left / Right: moves · tubes · wipeouts

☐ ☐ _____

_____

Date _____

Time _____

Wave Shape: rolling · wall · hollow

_____

_____

Take Off: mellow · fast · late

_____

_____

Entry/Exit: channel · rocks · current

_____

_____

Bottom: sand · rock · reef · slab

_____

Sky: sunny · overcast · raining

_____

Swell Interval _____

Wind Speed _____

Water Temp _____

Use color pens to circle the degree combinations of today's swell & wind direction the compass. Draw or notate today's tide data in the graph

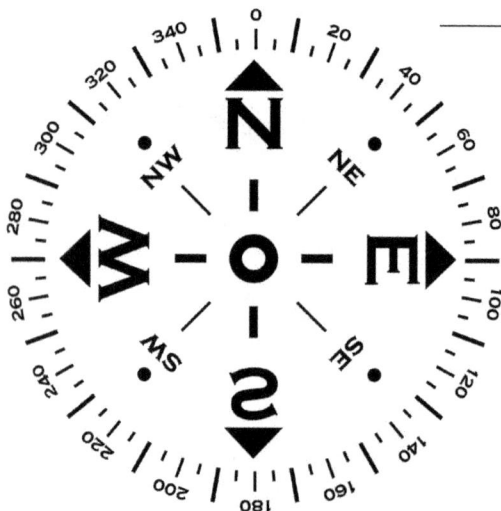

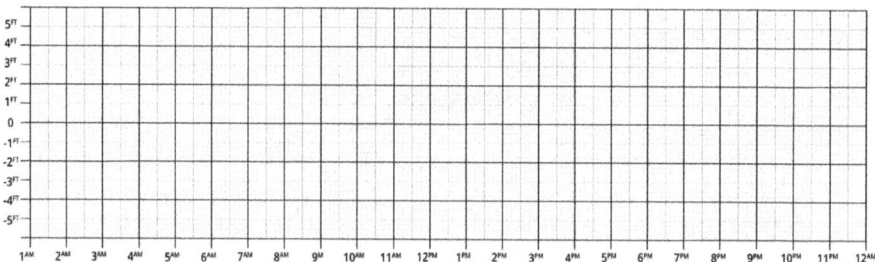

Journal _____

at _____

with _____

_____

_____

_____

Gear _____

Board ___'___ _____

Fins _____

Leash _____

Wetsuit _____

Wax _____

Sunscreen _____

_____

Environment Notes: _____

Animals _____

Crowd _____

Hazards _____

Trash _____

Performance Notes: _____

Body Fuel Pre/Post _____

Stretch _____

Recovery _____

Energy Level _____

Mental Clarity _____

Injury _____

Board Damage _____

Wave Height

Break Type: beach • point • reef

Left / Right: moves • tubes • wipeouts

Date _____

Time _____

Wave Shape: rolling • wall • hollow
_____
_____

Take Off: mellow • fast • late
_____
_____

Entry/Exit: channel • rocks • current
_____
_____

Bottom: sand • rock • reef • slab
_____

Sky: sunny • overcast • raining
_____

Swell Interval _____

Wind Speed _____

Water Temp _____

Use color pens to circle the degree combinations of today's swell & wind direction the compass. Draw or notate today's tide data in the graph

Journal _____

at _____

with _____

_____

_____

_____

Gear _____

Board ___'___ _____

Fins _____

Leash _____

Wetsuit _____

Wax _____

Sunscreen _____

_____

Environment Notes: _____

Animals _____

Crowd _____

Hazards _____

Trash _____

Performance Notes: _____

Body Fuel Pre/Post _____

Stretch _____

Recovery _____

Energy Level _____

Mental Clarity _____

Injury _____

Board Damage _____

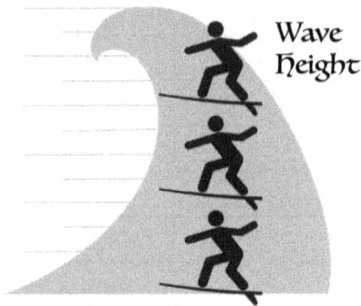

Wave Height

Break Type: beach • point • reef

_____

_____

Left / Right: moves • tubes • wipeouts

☐   ☐   _____

_____

Date _____

Time _____

Wave Shape: rolling • wall • hollow

_____

_____

Take Off: mellow • fast • late

_____

_____

Entry/Exit: channel • rocks • current

_____

_____

Bottom: sand • rock • reef • slab

_____

Sky: sunny • overcast • raining

_____

Swell Interval _____

Wind Speed _____

Water Temp _____

Use color pens to circle the degree combinations of today's swell & wind direction the compass. Draw or notate today's tide data in the graph

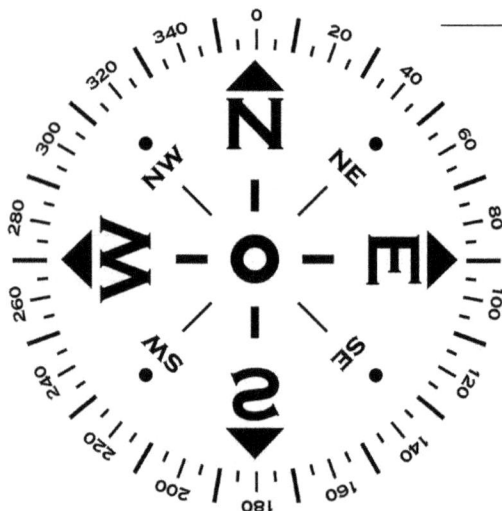

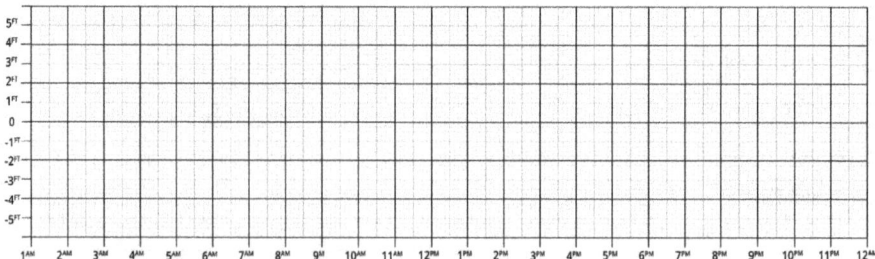

Compass with directions N, NE, E, SE, S, SW, W, NW and degree markings: 0, 20, 40, 60, 80, 100, 120, 140, 160, 180, 200, 220, 240, 260, 280, 300, 320, 340

Tide graph: Y-axis from 5FT down to -5FT (5FT, 4FT, 3FT, 2FT, 1FT, 0, -1FT, -2FT, -3FT, -4FT, -5FT). X-axis: 1AM, 2AM, 3AM, 4AM, 5AM, 6AM, 7AM, 8AM, 9M, 10AM, 11AM, 12PM, 1PM, 2PM, 3PM, 4PM, 5PM, 6PM, 7PM, 8PM, 9PM, 10PM, 11PM, 12PM

Journal _____

at _____

with _____

_____

_____

_____

Gear _____

Board ___'___ _____

Fins _____

Leash _____

Wetsuit _____

Wax _____

Sunscreen _____

_____

Environment Notes: _____

Animals _____

Crowd _____

Hazards _____

Trash _____

Performance Notes: _____

Body Fuel Pre/Post _____

Stretch _____

Recovery _____

Energy Level _____

Mental Clarity _____

Injury _____

Board Damage _____

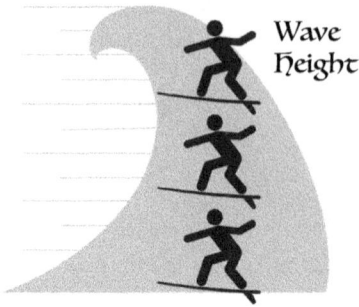

Wave Height

Break Type: beach · point · reef

_____

_____

Left / Right: moves · tubes · wipeouts

☐ ☐ _____

_____

Date _____

Time _____

Wave Shape: rolling · wall · hollow

_____

_____

Take Off: mellow · fast · late

_____

_____

Entry/Exit: channel · rocks · current

_____

_____

Bottom: sand · rock · reef · slab

_____

Sky: sunny · overcast · raining

_____

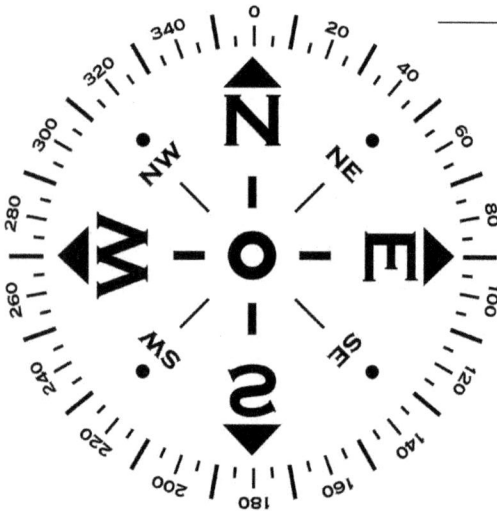

Swell Interval _____

Wind Speed _____

Water Temp _____

Use color pens to circle the degree combinations of today's swell & wind direction the compass. Draw or notate today's tide data in the graph

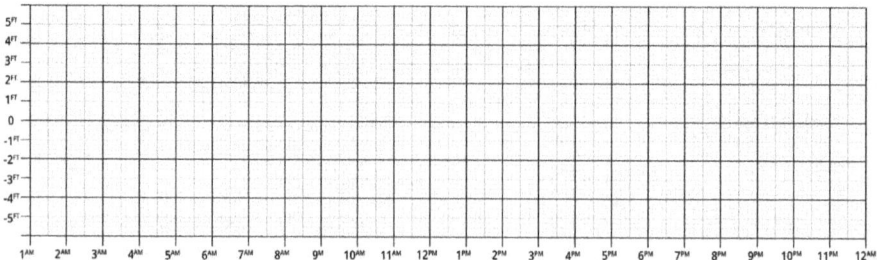

	1ᴬᴹ	2ᴬᴹ	3ᴬᴹ	4ᴬᴹ	5ᴬᴹ	6ᴬᴹ	7ᴬᴹ	8ᴬᴹ	9ᴹ	10ᴬᴹ	11ᴬᴹ	12ᴾᴹ	1ᴾᴹ	2ᴾᴹ	3ᴾᴹ	4ᴾᴹ	5ᴾᴹ	6ᴾᴹ	7ᴾᴹ	8ᴾᴹ	9ᴾᴹ	10ᴾᴹ	11ᴾᴹ	12ᴬᴹ
5ꜰᵀ																								
4ꜰᵀ																								
3ꜰᵀ																								
2ꜰᵀ																								
1ꜰᵀ																								
0																								
-1ꜰᵀ																								
-2ꜰᵀ																								
-3ꜰᵀ																								
-4ꜰᵀ																								
-5ꜰᵀ																								

Journal

at _____

with _____

_____

_____

_____

Gear

Board ___'___ _____

Fins _____

Leash _____

Wetsuit _____

Wax _____

Sunscreen _____

_____

Environment Notes: _____

Animals _____

Crowd _____

Hazards _____

Trash _____

Performance Notes: _____

Body Fuel Pre/Post _____

Stretch _____

Recovery _____

Energy Level _____

Mental Clarity _____

Injury _____

Board Damage _____

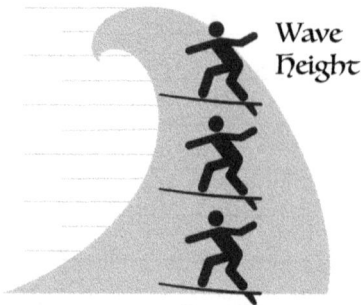

Wave Height

Break Type: beach • point • reef
_____

Left / Right: moves • tubes • wipeouts
☐   ☐   _____

Date _____

Time _____

Wave Shape: rolling • wall • hollow
_____
_____

Take Off: mellow • fast • late
_____
_____

Entry/Exit: channel • rocks • current
_____
_____

Bottom: sand • rock • reef • slab
_____

Sky: sunny • overcast • raining
_____

Swell Interval _____

Wind Speed _____

Water Temp _____

Use color pens to circle the degree combinations of today's swell & wind direction the compass. Draw or notate today's tide data in the graph

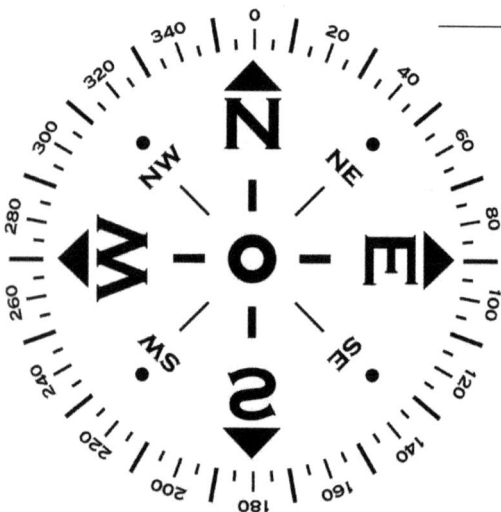

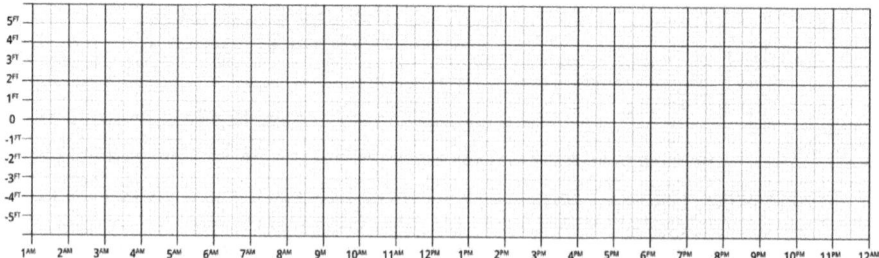

Journal _____

at _____

with _____

_____

_____

_____

Gear _____

Board ___'___ _____

Fins _____

Leash _____

Wetsuit _____

Wax _____

Sunscreen _____

_____

_____

Environment Notes: _____

Animals _____

Crowd _____

Hazards _____

Trash _____

Performance Notes: _____

Body Fuel Pre/Post _____

Stretch _____

Recovery _____

Energy Level _____

Mental Clarity _____

Injury _____

Board Damage _____

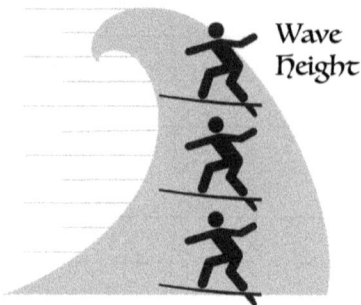

Wave Height

Break Type: beach · point · reef

_____

_____

Left / Right: moves · tubes · wipeouts

☐ ☐ _____

_____

Date _____

Time _____

Wave Shape: rolling · wall · hollow

_____

_____

Take Off: mellow · fast · late

_____

_____

Entry/Exit: channel · rocks · current

_____

_____

Bottom: sand · rock · reef · slab

_____

Sky: sunny · overcast · raining

_____

Swell Interval _____

Wind Speed _____

Water Temp _____

Use color pens to circle the degree combinations of today's swell & wind direction the compass. Draw or notate today's tide data in the graph

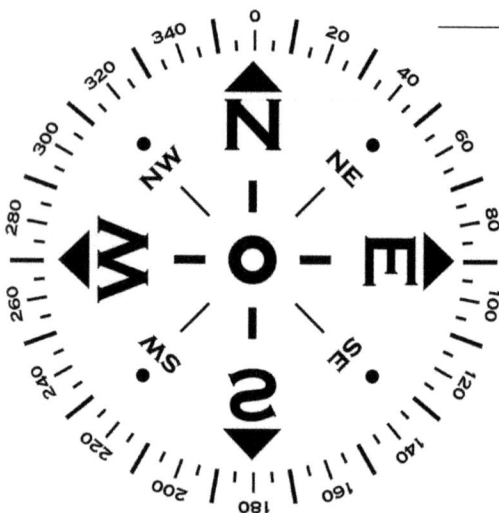

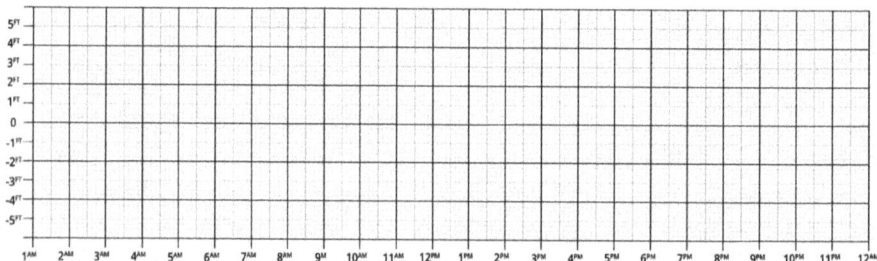

N NW NE W E SW SE S

0 20 40 60 80 100 120 140 160 180 200 220 240 260 280 300 320 340

5FT 4FT 3FT 2FT 1FT 0 -1FT -2FT -3FT -4FT -5FT

1AM 2AM 3AM 4AM 5AM 6AM 7AM 8AM 9M 10AM 11AM 12PM 1PM 2PM 3PM 4PM 5PM 6PM 7PM 8PM 9PM 10PM 11PM 12PM

Journal _____

at _____

with _____

_____

_____

_____

Gear _____

Board ___'___ _____

Fins _____

Leash _____

Wetsuit _____

Wax _____

Sunscreen _____

_____

_____

Environment Notes: _____

Animals _____

Crowd _____

Hazards _____

Trash _____

Performance Notes: _____

Body Fuel Pre/Post _____

Stretch _____

Recovery _____

Energy Level _____

Mental Clarity _____

Injury _____

Board Damage _____

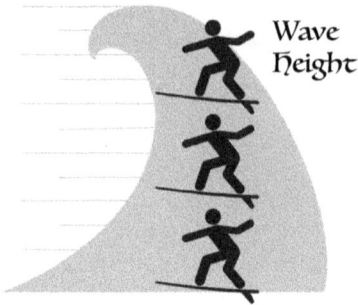

Wave Height

Date _____

Time _____

Wave Shape: rolling · wall · hollow

_____

_____

Take Off: mellow · fast · late

_____

_____

Break Type: beach · point · reef

_____

_____

Entry/Exit: channel · rocks · current

_____

_____

Left / Right: moves · tubes · wipeouts

☐ ☐ _____

Bottom: sand · rock · reef · slab

_____

Sky: sunny · overcast · raining

_____

Swell Interval _____

Wind Speed _____

Water Temp _____

Use color pens to circle the degree combinations of today's swell & wind direction the compass. Draw or notate today's tide data in the graph

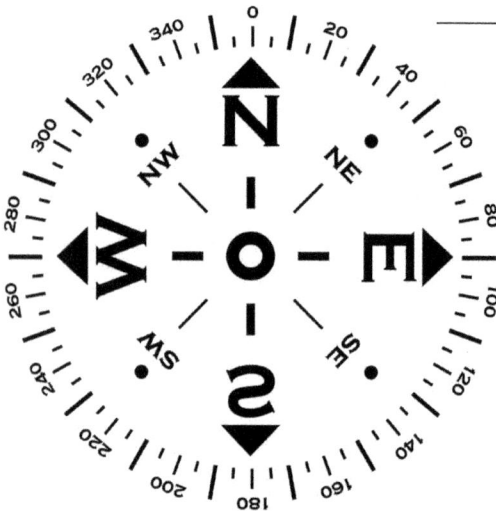

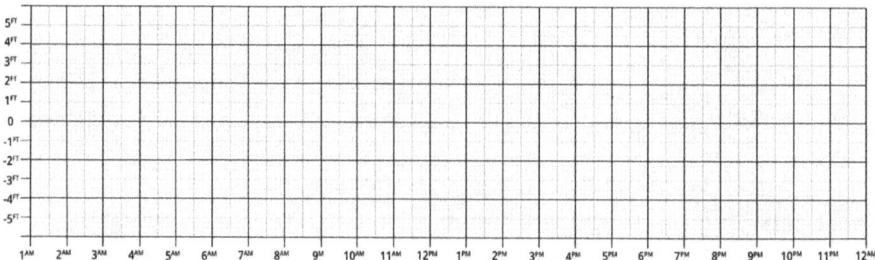

	1AM	2AM	3AM	4AM	5AM	6AM	7AM	8AM	9AM	10AM	11AM	12PM	1PM	2PM	3PM	4PM	5PM	6PM	7PM	8PM	9PM	10PM	11PM	12AM

5FT 4FT 3FT 2FT 1FT 0 -1FT -2FT -3FT -4FT -5FT

Journal _____

at _____

with _____

_____

_____

_____

Gear _____

Board ___'___ _____

Fins _____

Leash _____

Wetsuit _____

Wax _____

Sunscreen _____

_____

_____

Environment Notes: _____

Animals _____

Crowd _____

Hazards _____

Trash _____

Performance Notes: _____

Body Fuel Pre/Post _____

_____

Stretch _____

Recovery _____

Energy Level _____

Mental Clarity _____

Injury _____

Board Damage _____

_____

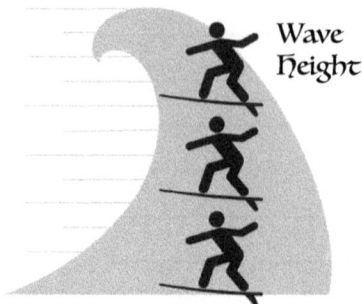

Wave Height

Break Type: beach • point • reef

Left / Right: moves • tubes • wipeouts

☐　☐

Date _____

Time _____

Wave Shape: rolling • wall • hollow

_____

_____

Take Off: mellow • fast • late

_____

_____

Entry/Exit: channel • rocks • current

_____

_____

Bottom: sand • rock • reef • slab

_____

Sky: sunny • overcast • raining

_____

Swell Interval _____

Wind Speed _____

Water Temp _____

Use color pens to circle the degree combinations of today's swell & wind direction the compass. Draw or notate today's tide data in the graph

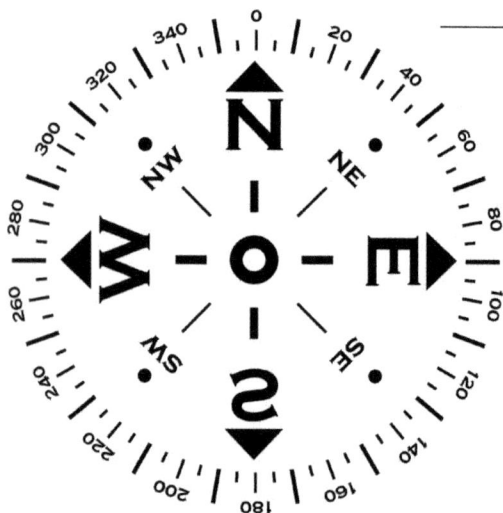

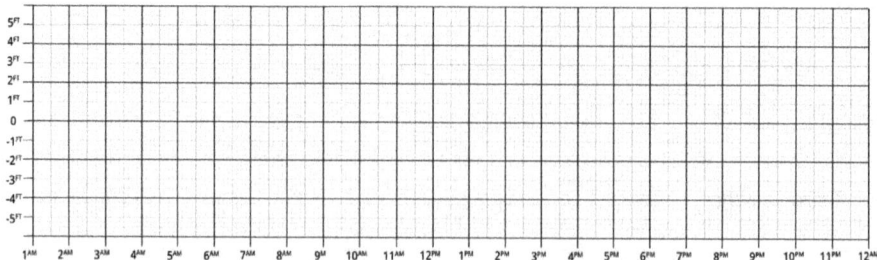

Compass rose with degree markings: 0, 20, 40, 60, 80, 100, 120, 140, 160, 180, 200, 220, 240, 260, 280, 300, 320, 340; cardinal and intercardinal directions N, NE, E, SE, S, SW, W, NW.

Tide graph with vertical axis: 5ft, 4ft, 3ft, 2ft, 1ft, 0, -1ft, -2ft, -3ft, -4ft, -5ft; horizontal axis: 1AM, 2AM, 3AM, 4AM, 5AM, 6AM, 7AM, 8AM, 9AM, 10AM, 11AM, 12PM, 1PM, 2PM, 3PM, 4PM, 5PM, 6PM, 7PM, 8PM, 9PM, 10PM, 11PM, 12PM

Journal _____

at _____

with _____

_____

_____

_____

Gear _____

Board ___'___ _____

Fins _____

Leash _____

Wetsuit _____

Wax _____

Sunscreen _____

_____

_____

Environment Notes: _____

Animals _____

Crowd _____

Hazards _____

Trash _____

_____

Performance Notes: _____

Body Fuel Pre/Post _____

_____

Stretch _____

Recovery _____

Energy Level _____

Mental Clarity _____

Injury _____

Board Damage _____

_____

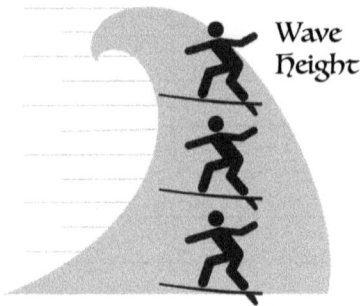

Wave Height

Break Type: beach · point · reef

_____

_____

Left / Right: moves · tubes · wipeouts

☐   ☐   _____

_____

Date _____

Time _____

Wave Shape: rolling · wall · hollow

_____

_____

Take Off: mellow · fast · late

_____

_____

Entry/Exit: channel · rocks · current

_____

_____

Bottom: sand · rock · reef · slab

_____

Sky: sunny · overcast · raining

_____

Swell Interval _____

Wind Speed _____

Water Temp _____

Use color pens to circle the degree combinations of today's swell & wind direction the compass. Draw or notate today's tide data in the graph

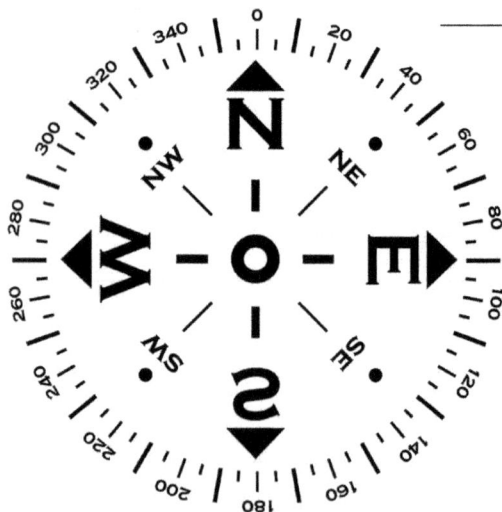

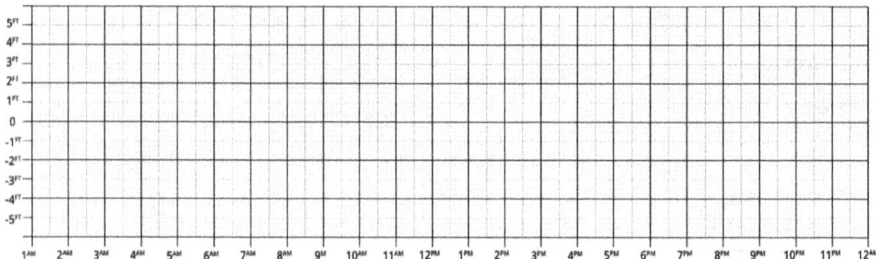

Journal _____

at _____

with _____

_____

_____

_____

Gear _____

Board ___'___ _____

Fins _____

Leash _____

Wetsuit _____

Wax _____

Sunscreen _____

_____

_____

Environment Notes: _____

Animals _____

Crowd _____

Hazards _____

Trash _____

_____

Performance Notes: _____

Body Fuel Pre/Post _____

_____

Stretch _____

Recovery _____

Energy Level _____

Mental Clarity _____

Injury _____

Board Damage _____

_____

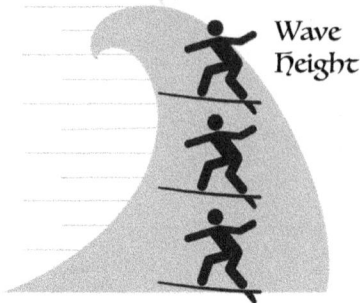

Wave Height

Break Type: beach · point · reef

Left / Right: moves · tubes · wipeouts

☐ ☐

Date _____

Time _____

Wave Shape: rolling · wall · hollow

Take Off: mellow · fast · late

Entry/Exit: channel · rocks · current

Bottom: sand · rock · reef · slab

Sky: sunny · overcast · raining

Swell Interval _____

Wind Speed _____

Water Temp _____

Use color pens to circle the degree combinations of today's swell & wind direction the compass. Draw or notate today's tide data in the graph

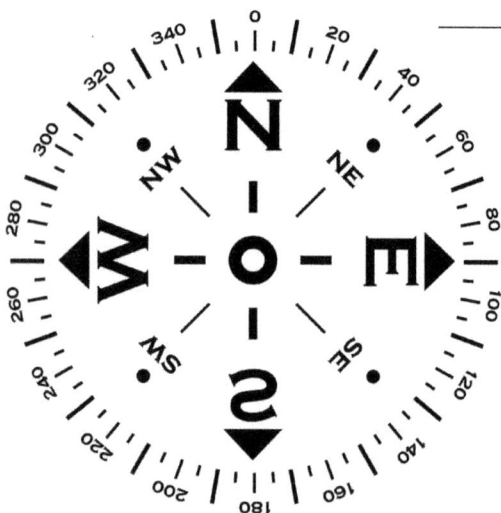

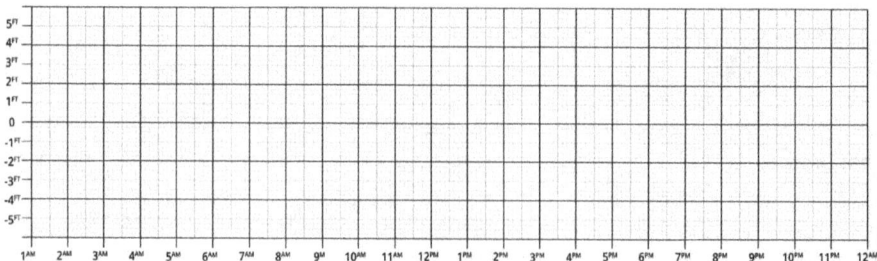

Journal

at _____

with _____

_____

_____

_____

Gear

Board ___'___ _____

Fins _____

Leash _____

Wetsuit _____

Wax _____

Sunscreen _____

_____

Environment Notes: _____

Animals _____

Crowd _____

Hazards _____

Trash _____

Performance Notes: _____

Body Fuel Pre/Post _____

Stretch _____

Recovery _____

Energy Level _____

Mental Clarity _____

Injury _____

Board Damage _____

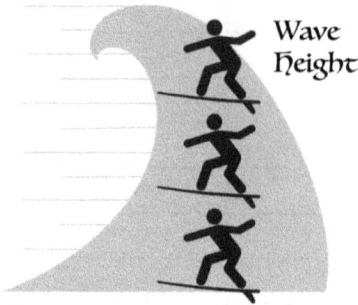

Wave Height

Break Type: beach • point • reef

_____

_____

Left / Right: moves • tubes • wipeouts

☐   ☐   _____

_____

Date _____

Time _____

Wave Shape: rolling • wall • hollow

_____

_____

Take Off: mellow • fast • late

_____

_____

Entry/Exit: channel • rocks • current

_____

_____

Bottom: sand • rock • reef • slab

_____

Sky: sunny • overcast • raining

_____

Swell Interval _____

Wind Speed _____

Water Temp _____

Use color pens to circle the degree combinations of today's swell & wind direction the compass. Draw or notate today's tide data in the graph

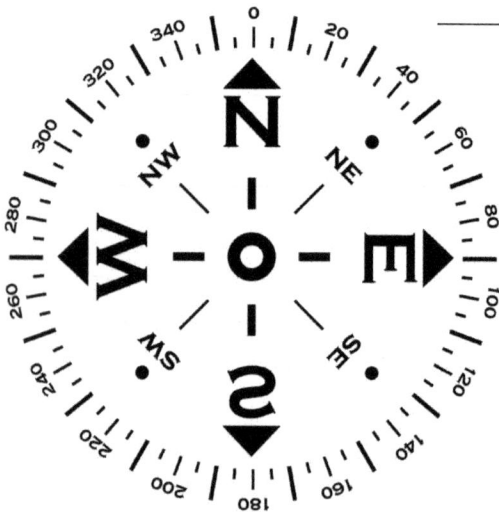

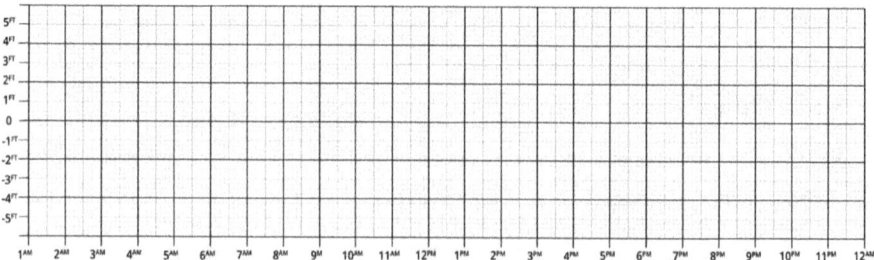

N NW NE W E SW SE S

0 20 40 60 80 100 120 140 160 180 200 220 240 260 280 300 320 340

5ᶠᵀ 4ᶠᵀ 3ᶠᵀ 2ᶠᵀ 1ᶠᵀ 0 -1ᶠᵀ -2ᶠᵀ -3ᶠᵀ -4ᶠᵀ -5ᶠᵀ

1ᴬᴹ 2ᴬᴹ 3ᴬᴹ 4ᴬᴹ 5ᴬᴹ 6ᴬᴹ 7ᴬᴹ 8ᴬᴹ 9ᴹ 10ᴬᴹ 11ᴬᴹ 12ᴾᴹ 1ᴾᴹ 2ᴾᴹ 3ᴾᴹ 4ᴾᴹ 5ᴾᴹ 6ᴾᴹ 7ᴾᴹ 8ᴾᴹ 9ᴾᴹ 10ᴾᴹ 11ᴾᴹ 12ᴾᴹ

Journal _____

at _____

with _____

_____

_____

_____

Gear _____

Board ___'___ _____

Fins _____

Leash _____

Wetsuit _____

Wax _____

Sunscreen _____

_____

_____

Environment Notes: _____

Animals _____

Crowd _____

Hazards _____

Trash _____

Performance Notes: _____

Body Fuel Pre/Post _____

Stretch _____

Recovery _____

Energy Level _____

Mental Clarity _____

Injury _____

Board Damage _____

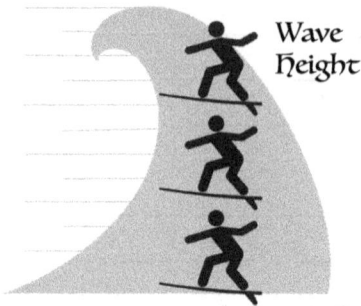

Wave Height

Break Type: beach • point • reef

_____

Left / Right: moves • tubes • wipeouts

☐   ☐   _____

Date _____

Time _____

Wave Shape: rolling • wall • hollow

_____

_____

Take Off: mellow • fast • late

_____

_____

Entry/Exit: channel • rocks • current

_____

_____

Bottom: sand • rock • reef • slab

_____

Sky: sunny • overcast • raining

_____

Swell Interval _____

Wind Speed _____

Water Temp _____

Use color pens to circle the degree combinations of today's swell & wind direction the compass. Draw or notate today's tide data in the graph

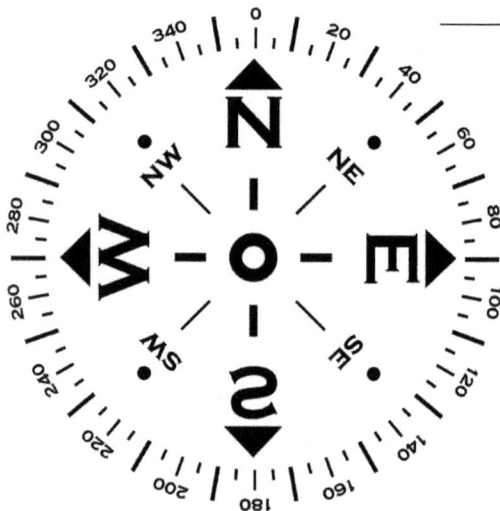

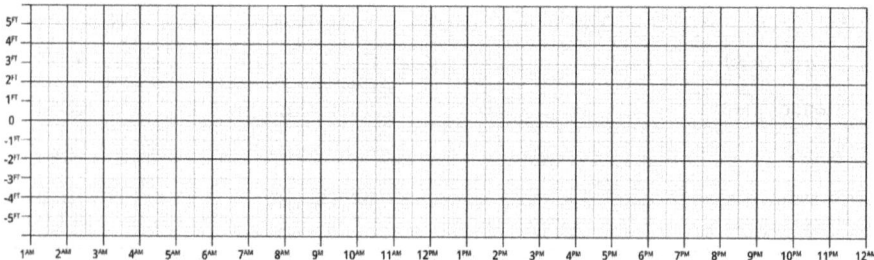

Journal _____

at _____

with _____

_____

_____

_____

Gear _____

Board __'__ _____

Fins _____

Leash _____

Wetsuit _____

Wax _____

Sunscreen _____

_____

Environment Notes: _____

Animals _____

Crowd _____

Hazards _____

Trash _____

Performance Notes: _____

Body Fuel Pre/Post _____

Stretch _____

Recovery _____

Energy Level _____

Mental Clarity _____

Injury _____

Board Damage _____

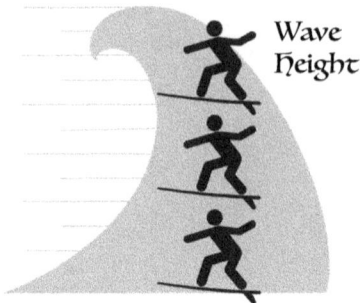

Wave Height

Break Type: beach • point • reef

_____

Left / Right: moves • tubes • wipeouts

☐ ☐ _____

Date _____

Time _____

Wave Shape: rolling • wall • hollow

_____

_____

Take Off: mellow • fast • late

_____

_____

Entry/Exit: channel • rocks • current

_____

_____

Bottom: sand • rock • reef • slab

_____

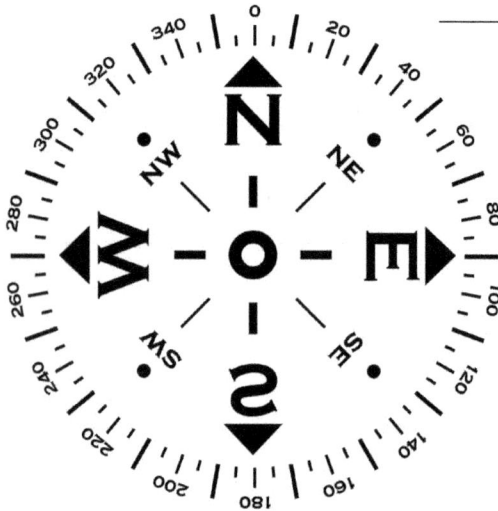

Sky: sunny • overcast • raining

_____

Swell Interval _____

Wind Speed _____

Water Temp _____

Use color pens to circle the degree combinations of today's swell & wind direction the compass. Draw or notate today's tide data in the graph

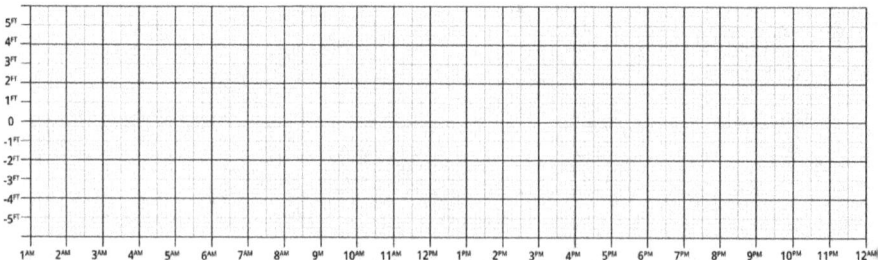

N NE E SE S SW W NW

0 20 40 60 80 100 120 140 160 180 200 220 240 260 280 300 320 340

5FT
4FT
3FT
2FT
1FT
0
-1FT
-2FT
-3FT
-4FT
-5FT

1AM 2AM 3AM 4AM 5AM 6AM 7AM 8AM 9AM 10AM 11AM 12PM 1PM 2PM 3PM 4PM 5PM 6PM 7PM 8PM 9PM 10PM 11PM 12AM

Journal _____

at _____

with _____

_____

_____

_____

Gear _____

Board ___'___   _____

Fins _____

Leash _____

Wetsuit _____

Wax _____

Sunscreen _____

_____

Environment Notes: _____

Animals _____

Crowd _____

Hazards _____

Trash _____

Performance Notes: _____

Body Fuel Pre/Post _____

Stretch _____

Recovery _____

Energy Level _____

Mental Clarity _____

Injury _____

Board Damage _____

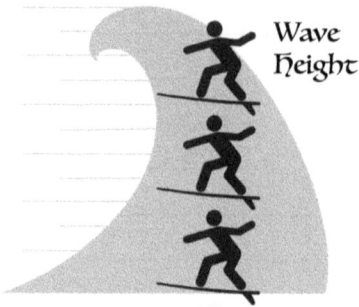

Wave Height

Break Type: beach • point • reef

Left / Right: moves • tubes • wipeouts

☐ ☐

Date _____

Time _____

Wave Shape: rolling • wall • hollow

_____

_____

Take Off: mellow • fast • late

_____

_____

Entry/Exit: channel • rocks • current

_____

_____

Bottom: sand • rock • reef • slab

_____

Sky: sunny • overcast • raining

_____

Swell Interval _____

Wind Speed _____

Water Temp _____

Use color pens to circle the degree combinations of today's swell & wind direction the compass. Draw or notate today's tide data in the graph

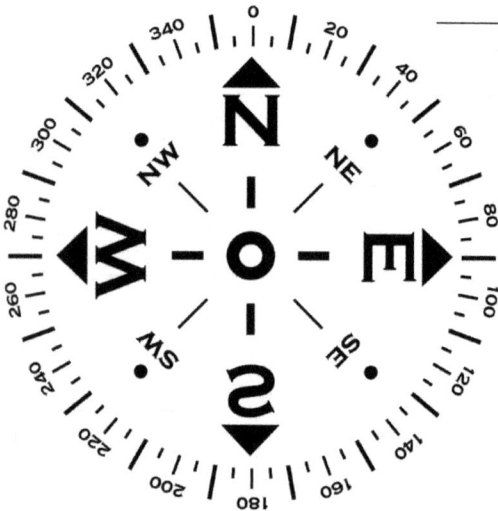

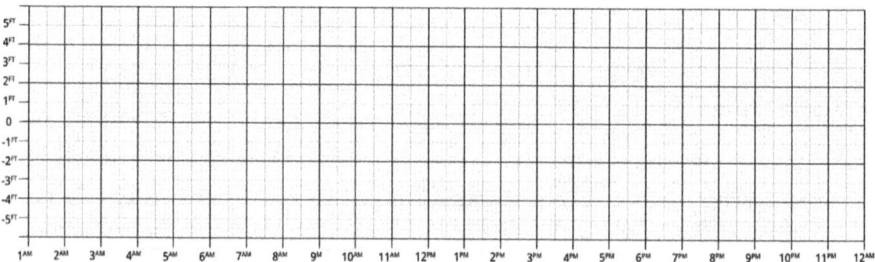

Compass: N NE E SE S SW W NW with degree markings 0, 20, 40, 60, 80, 100, 120, 140, 160, 180, 200, 220, 240, 260, 280, 300, 320, 340

Tide graph: 5ft, 4ft, 3ft, 2ft, 1ft, 0, -1ft, -2ft, -3ft, -4ft, -5ft

1AM 2AM 3AM 4AM 5AM 6AM 7AM 8AM 9M 10AM 11AM 12PM 1PM 2PM 3PM 4PM 5PM 6PM 7PM 8PM 9PM 10PM 11PM 12PM

Journal _____

at _____

with _____

_____

_____

_____

Gear _____

Board ___'___ _____

Fins _____

Leash _____

Wetsuit _____

Wax _____

Sunscreen _____

_____

_____

Environment Notes: _____

Animals _____

Crowd _____

Hazards _____

Trash _____

_____

Performance Notes: _____

Body Fuel Pre/Post _____

_____

Stretch _____

Recovery _____

Energy Level _____

Mental Clarity _____

Injury _____

Board Damage _____

_____

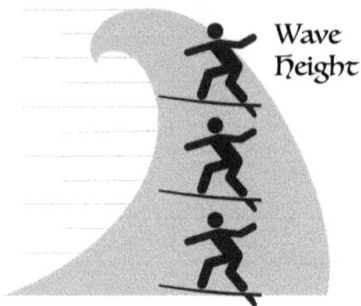

Wave Height

Break Type: beach · point · reef

_____

Left / Right: moves · tubes · wipeouts

☐ ☐ _____

Date _____

Time _____

Wave Shape: rolling · wall · hollow

_____

_____

Take Off: mellow · fast · late

_____

_____

Entry/Exit: channel · rocks · current

_____

_____

Bottom: sand · rock · reef · slab

_____

Sky: sunny · overcast · raining

_____

Swell Interval _____

Wind Speed _____

Water Temp _____

Use color pens to circle the degree combinations of today's swell & wind direction the compass. Draw or notate today's tide data in the graph

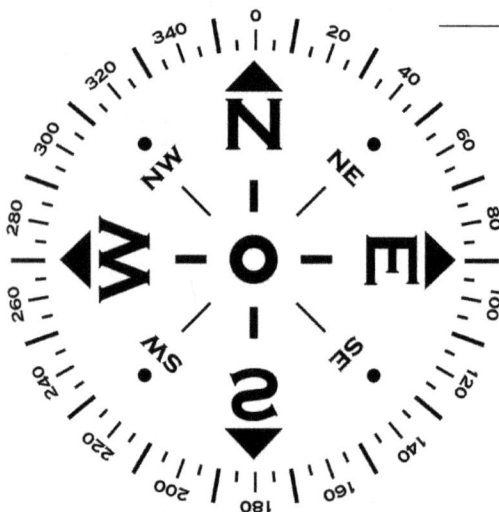

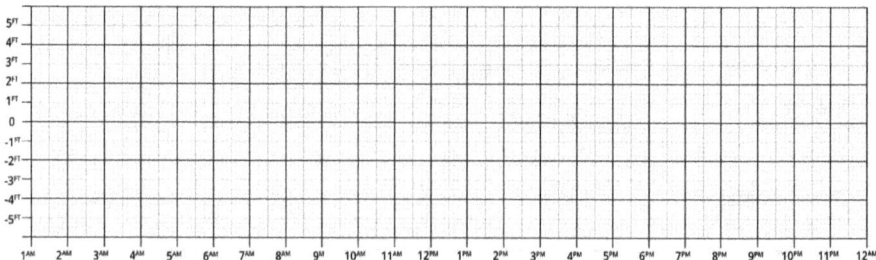

Journal _____

at _____

with _____

_____

_____

_____

Gear _____

Board ___'___ _____

Fins _____

Leash _____

Wetsuit _____

Wax _____

Sunscreen _____

_____

Environment Notes: _____

Animals _____

Crowd _____

Hazards _____

Trash _____

Performance Notes: _____

Body Fuel Pre/Post _____

_____

Stretch _____

Recovery _____

Energy Level _____

Mental Clarity _____

Injury _____

Board Damage _____

_____

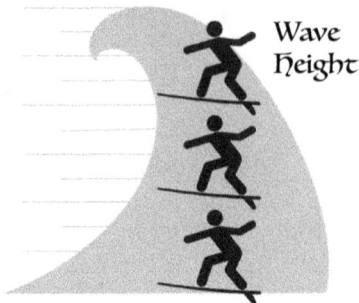

Wave Height

Break Type: beach • point • reef

_____

_____

Left / Right: moves • tubes • wipeouts

☐ ☐ _____

_____

Date _____

Time _____

Wave Shape: rolling • wall • hollow

_____

_____

Take Off: mellow • fast • late

_____

_____

Entry/Exit: channel • rocks • current

_____

_____

Bottom: sand • rock • reef • slab

_____

Sky: sunny • overcast • raining

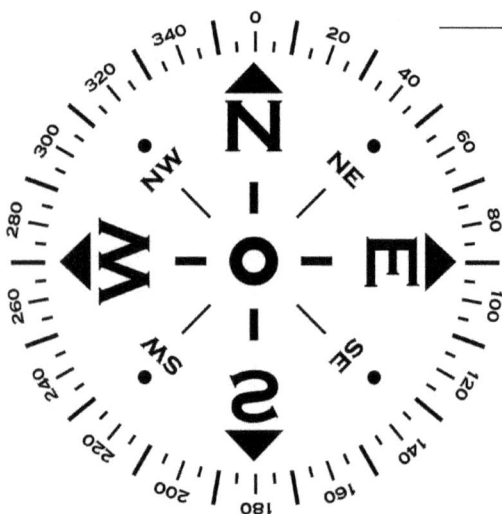

_____

Swell Interval _____

Wind Speed _____

Water Temp _____

Use color pens to circle the degree combinations of today's swell & wind direction the compass. Draw or notate today's tide data in the graph

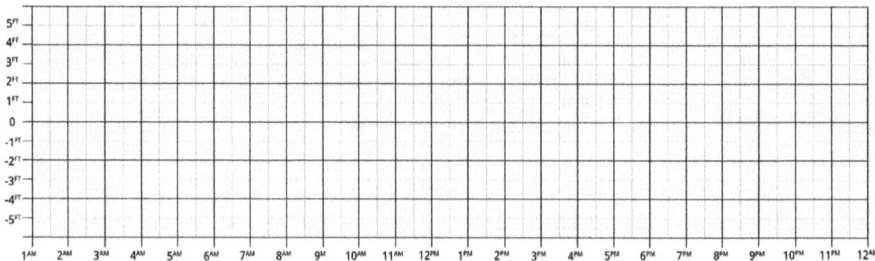

N NE NW E W SE SW S

5ᶠᵀ
4ᶠᵀ
3ᶠᵀ
2ᶠᵀ
1ᶠᵀ
0
-1ᶠᵀ
-2ᶠᵀ
-3ᶠᵀ
-4ᶠᵀ
-5ᶠᵀ

1ᴬᴹ 2ᴬᴹ 3ᴬᴹ 4ᴬᴹ 5ᴬᴹ 6ᴬᴹ 7ᴬᴹ 8ᴬᴹ 9ᴹ 10ᴬᴹ 11ᴬᴹ 12ᴾᴹ 1ᴾᴹ 2ᴾᴹ 3ᴾᴹ 4ᴾᴹ 5ᴾᴹ 6ᴾᴹ 7ᴾᴹ 8ᴾᴹ 9ᴾᴹ 10ᴾᴹ 11ᴾᴹ 12ᴬᴹ

Journal

at _____

with _____

_____

_____

_____

Gear

Board ___'___ _____

Fins _____

Leash _____

Wetsuit _____

Wax _____

Sunscreen _____

_____

_____

Environment Notes: _____

Animals _____

Crowd _____

Hazards _____

Trash _____

_____

Performance Notes: _____

Body Fuel Pre/Post _____

_____

Stretch _____

Recovery _____

Energy Level _____

Mental Clarity _____

Injury _____

Board Damage _____

_____

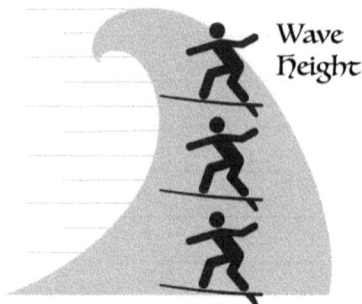

Wave Height

Break Type: beach · point · reef

_____

_____

Left / Right: moves · tubes · wipeouts

☐ ☐ _____

Date _____

Time _____

Wave Shape: rolling · wall · hollow

_____

_____

Take Off: mellow · fast · late

_____

_____

Entry/Exit: channel · rocks · current

_____

_____

Bottom: sand · rock · reef · slab

_____

Sky: sunny · overcast · raining

_____

Swell Interval _____

Wind Speed _____

Water Temp _____

Use color pens to circle the degree combinations of today's swell & wind direction the compass. Draw or notate today's tide data in the graph

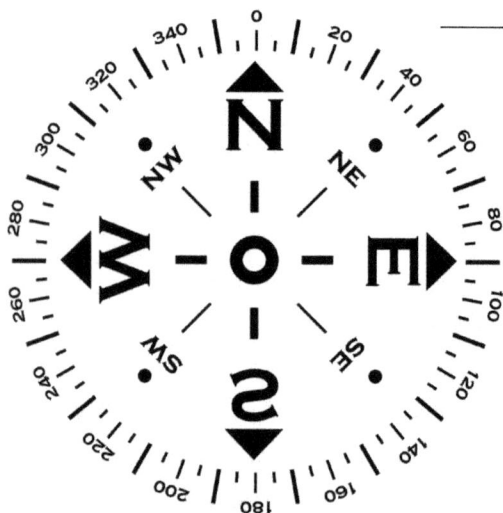

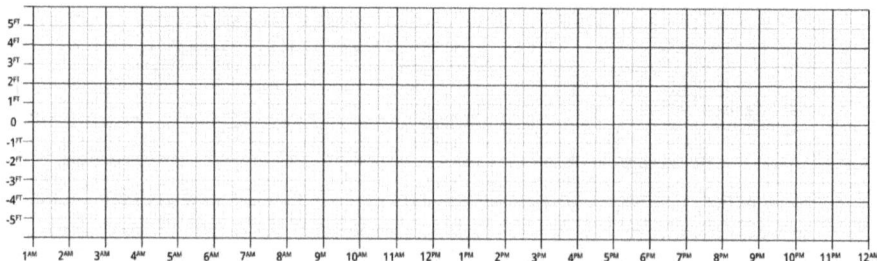

N NE NW E W SE SW S

0 20 40 60 80 100 120 140 160 180 200 220 240 260 280 300 320 340

5ᶠᵀ 4ᶠᵀ 3ᶠᵀ 2ᶠᵀ 1ᶠᵀ 0 -1ᶠᵀ -2ᶠᵀ -3ᶠᵀ -4ᶠᵀ -5ᶠᵀ

1ᴬᴹ 2ᴬᴹ 3ᴬᴹ 4ᴬᴹ 5ᴬᴹ 6ᴬᴹ 7ᴬᴹ 8ᴬᴹ 9ᴹ 10ᴬᴹ 11ᴬᴹ 12ᴾᴹ 1ᴾᴹ 2ᴾᴹ 3ᴾᴹ 4ᴾᴹ 5ᴾᴹ 6ᴾᴹ 7ᴾᴹ 8ᴾᴹ 9ᴾᴹ 10ᴾᴹ 11ᴾᴹ 12ᴾᴹ

Journal _____

at _____

with _____

_____

_____

_____

Gear _____

Board ___'___ _____

Fins _____

Leash _____

Wetsuit _____

Wax _____

Sunscreen _____

_____

_____

Environment Notes: _____

Animals _____

Crowd _____

Hazards _____

Trash _____

Performance Notes: _____

Body Fuel Pre/Post _____

_____

Stretch _____

Recovery _____

Energy Level _____

Mental Clarity _____

Injury _____

Board Damage _____

_____

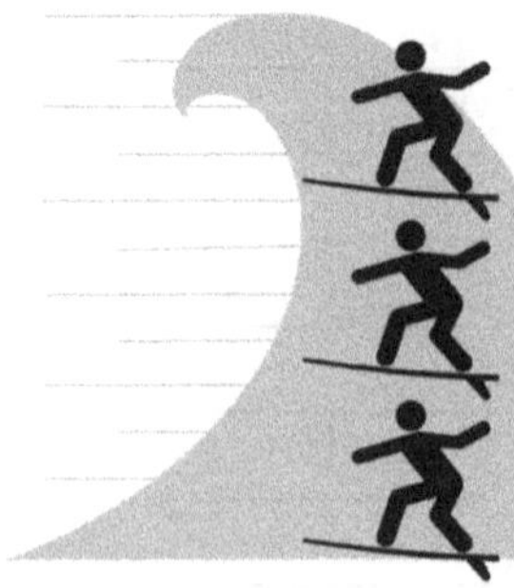

Wave Height

Break Type: beach • point • reef

_____

_____

Left / Right: moves • tubes • wipeouts

☐   ☐   _____

Date _____

Time _____

Wave Shape: rolling • wall • hollow

_____

_____

Take Off: mellow • fast • late

_____

_____

Entry/Exit: channel • rocks • current

_____

_____

Bottom: sand • rock • reef • slab

_____

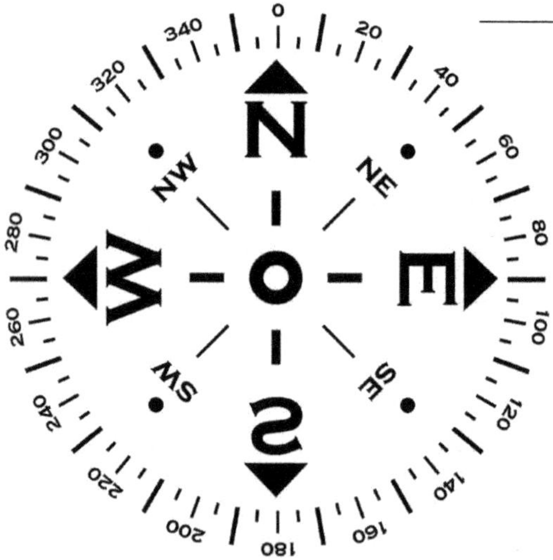

Sky: sunny • overcast • raining

_____

Swell Interval _____

Wind Speed _____

Water Temp _____

Use color pens to circle the degree combinations of today's swell & wind direction the compass. Draw or notate today's tide data in the graph

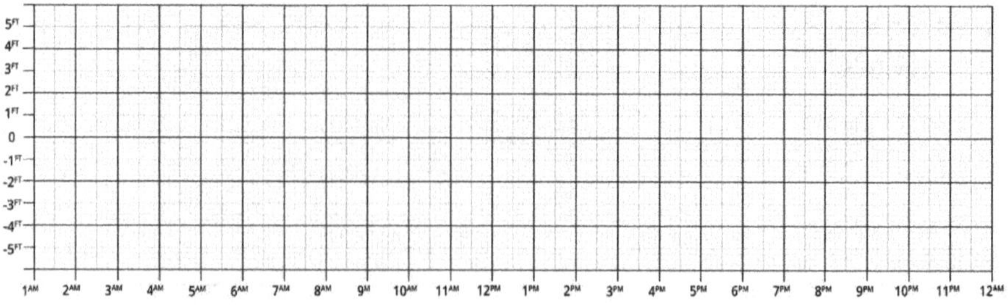

Journal _____

at _____

with _____

_____

_____

_____

Gear _____

Board ___'___ _____

Fins _____

Leash _____

Wetsuit _____

Wax _____

Sunscreen _____

_____

Environment Notes: _____

Animals _____

Crowd _____

Hazards _____

Trash _____

Performance Notes: _____

Body Fuel Pre/Post _____

_____

Stretch _____

Recovery _____

Energy Level _____

Mental Clarity _____

Injury _____

Board Damage _____

_____

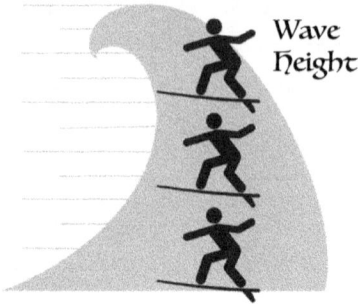

Wave Height

Date _____

Time _____

Break Type: beach · point · reef

_____

_____

Left / Right: moves · tubes · wipeouts

☐ ☐ _____

_____

Wave Shape: rolling · wall · hollow

_____

_____

Take Off: mellow · fast · late

_____

_____

Entry/Exit: channel · rocks · current

_____

_____

Bottom: sand · rock · reef · slab

_____

Sky: sunny · overcast · raining

_____

Swell Interval _____

Wind Speed _____

Water Temp _____

Use color pens to circle the degree combinations of today's swell & wind direction the compass. Draw or notate today's tide data in the graph

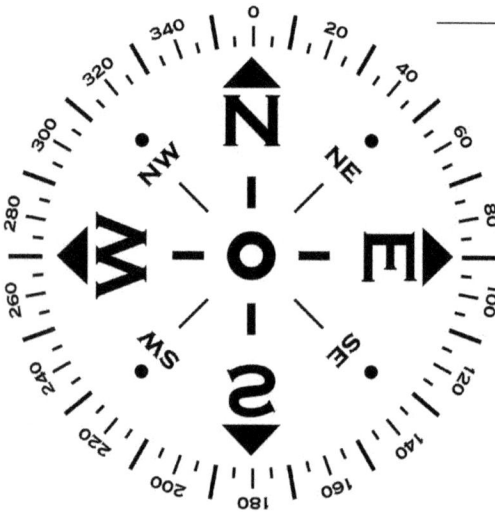

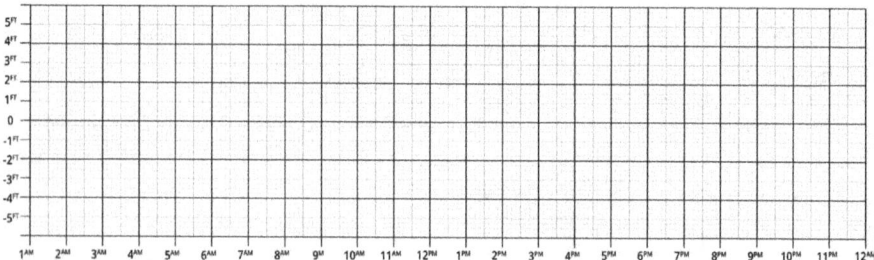

Journal _____

at _____

with _____

_____

_____

_____

Gear _____

Board ___'___ _____

Fins _____

Leash _____

Wetsuit _____

Wax _____

Sunscreen _____

_____

_____

Environment Notes: _____

Animals _____

Crowd _____

Hazards _____

Trash _____

Performance Notes: _____

Body Fuel Pre/Post _____

_____

Stretch _____

Recovery _____

Energy Level _____

Mental Clarity _____

Injury _____

Board Damage _____

_____

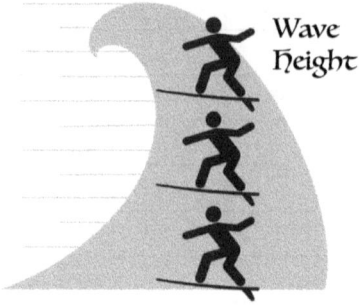

Wave Height

Break Type: beach · point · reef

_____

_____

Left / Right: moves · tubes · wipeouts

☐　☐　_____

_____

Date _____

Time _____

Wave Shape: rolling · wall · hollow

_____

_____

Take Off: mellow · fast · late

_____

_____

Entry/Exit: channel · rocks · current

_____

_____

Bottom: sand · rock · reef · slab

_____

Sky: sunny · overcast · raining

_____

Swell Interval _____

Wind Speed _____

Water Temp _____

Use color pens to circle the degree combinations of today's swell & wind direction the compass. Draw or notate today's tide data in the graph

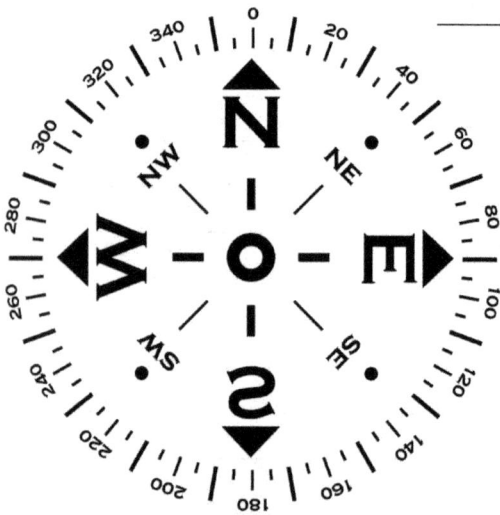

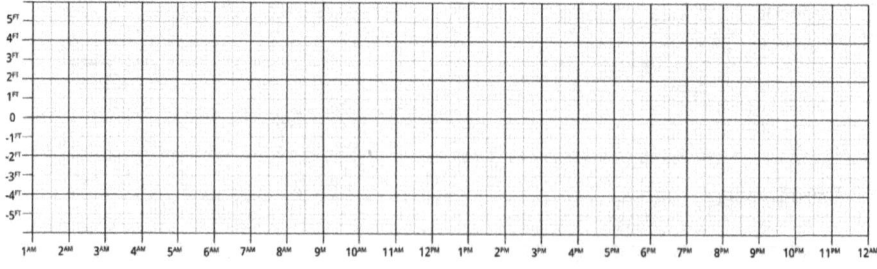

	1ᴬᴹ	2ᴬᴹ	3ᴬᴹ	4ᴬᴹ	5ᴬᴹ	6ᴬᴹ	7ᴬᴹ	8ᴬᴹ	9ᴹ	10ᴬᴹ	11ᴬᴹ	12ᴾᴹ	1ᴾᴹ	2ᴾᴹ	3ᴾᴹ	4ᴾᴹ	5ᴾᴹ	6ᴾᴹ	7ᴾᴹ	8ᴾᴹ	9ᴾᴹ	10ᴾᴹ	11ᴾᴹ	12ᴾᴹ

5ꜰᴛ
4ꜰᴛ
3ꜰᴛ
2ꜰᴛ
1ꜰᴛ
0
-1ꜰᴛ
-2ꜰᴛ
-3ꜰᴛ
-4ꜰᴛ
-5ꜰᴛ

Journal _____

at _____

with _____

_____

_____

_____

Gear _____

Board ___'___ _____

Fins _____

Leash _____

Wetsuit _____

Wax _____

Sunscreen _____

_____

_____

Environment Notes: _____

Animals _____

Crowd _____

Hazards _____

Trash _____

_____

Performance Notes: _____

Body Fuel Pre/Post _____

_____

Stretch _____

Recovery _____

Energy Level _____

Mental Clarity _____

Injury _____

Board Damage _____

_____

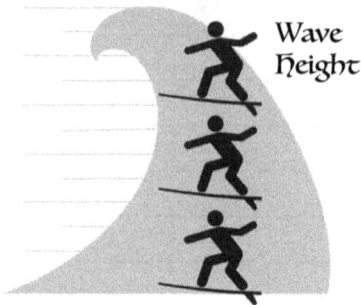

Wave Height

Break Type: beach · point · reef

_____

Left / Right: moves · tubes · wipeouts

☐   ☐   _____

Date _____

Time _____

Wave Shape: rolling · wall · hollow

_____

_____

Take Off: mellow · fast · late

_____

_____

Entry/Exit: channel · rocks · current

_____

_____

Bottom: sand · rock · reef · slab

_____

Sky: sunny · overcast · raining

_____

Swell Interval _____

Wind Speed _____

Water Temp _____

Use color pens to circle the degree combinations of today's swell & wind direction the compass. Draw or notate today's tide data in the graph

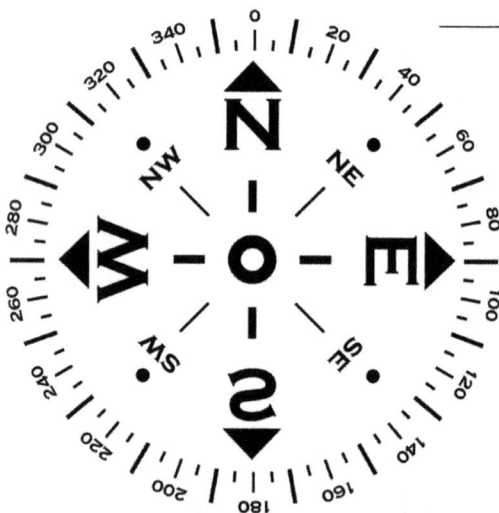

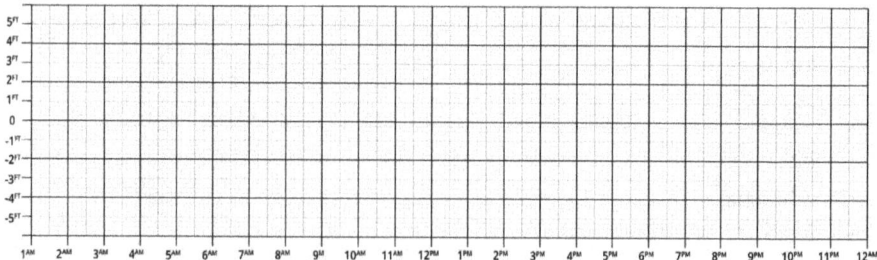

Compass rose marked N, NE, E, SE, S, SW, W, NW with degree markings 0, 20, 40, 60, 80, 100, 120, 140, 160, 180, 200, 220, 240, 260, 280, 300, 320, 340

Tide graph: vertical axis 5FT, 4FT, 3FT, 2FT, 1FT, 0, -1FT, -2FT, -3FT, -4FT, -5FT; horizontal axis 1AM, 2AM, 3AM, 4AM, 5AM, 6AM, 7AM, 8AM, 9AM, 10AM, 11AM, 12PM, 1PM, 2PM, 3PM, 4PM, 5PM, 6PM, 7PM, 8PM, 9PM, 10PM, 11PM, 12AM

Journal

at _____

with _____

_____

_____

_____

Gear

Board ___'___ _____

Fins _____

Leash _____

Wetsuit _____

Wax _____

Sunscreen _____

_____

Environment Notes: _____

Animals _____

Crowd _____

Hazards _____

Trash _____

Performance Notes: _____

Body Fuel Pre/Post _____

_____

Stretch _____

Recovery _____

Energy Level _____

Mental Clarity _____

Injury _____

Board Damage _____

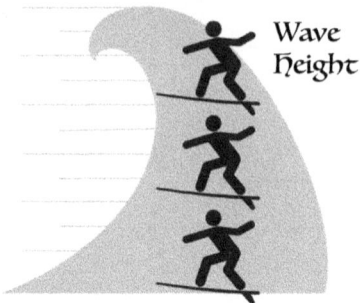

Wave Height

Break Type: beach · point · reef

_____

_____

Left / Right: moves · tubes · wipeouts

☐ ☐ _____

_____

Date _____

Time _____

Wave Shape: rolling · wall · hollow

_____

_____

Take Off: mellow · fast · late

_____

_____

Entry/Exit: channel · rocks · current

_____

_____

Bottom: sand · rock · reef · slab

_____

Sky: sunny · overcast · raining

_____

Swell Interval _____

Wind Speed _____

Water Temp _____

Use color pens to circle the degree combinations of today's swell & wind direction the compass. Draw or notate today's tide data in the graph

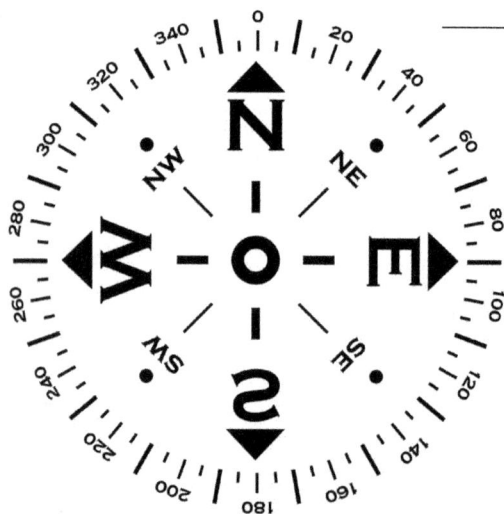

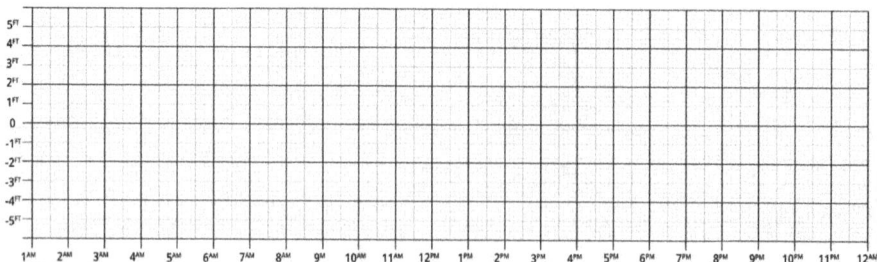

Journal _____

at _____

with _____

_____

_____

_____

Gear _____

Board __'__ _____

Fins _____

Leash _____

Wetsuit _____

Wax _____

Sunscreen _____

_____

Environment Notes: _____

Animals _____

Crowd _____

Hazards _____

Trash _____

Performance Notes: _____

Body Fuel Pre/Post _____

Stretch _____

Recovery _____

Energy Level _____

Mental Clarity _____

Injury _____

Board Damage _____

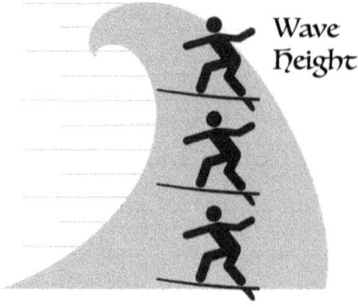

Wave Height

Break Type: beach • point • reef

_____

_____

Left / Right: moves • tubes • wipeouts

☐ ☐ _____

_____

Date _____

Time _____

Wave Shape: rolling • wall • hollow

_____

_____

Take Off: mellow • fast • late

_____

_____

Entry/Exit: channel • rocks • current

_____

_____

Bottom: sand • rock • reef • slab

_____

Sky: sunny • overcast • raining

_____

Swell Interval _____

Wind Speed _____

Water Temp _____

Use color pens to circle the degree combinations of today's swell & wind direction the compass. Draw or notate today's tide data in the graph

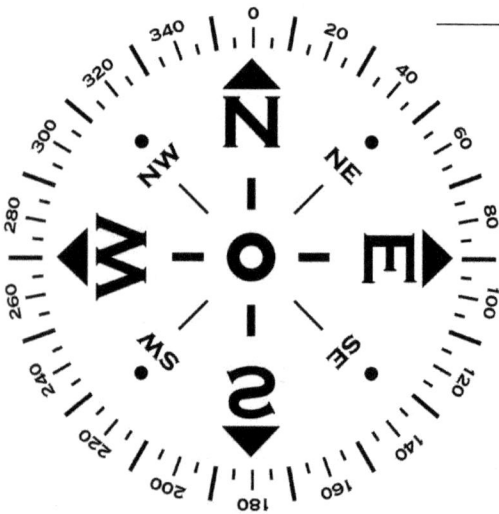

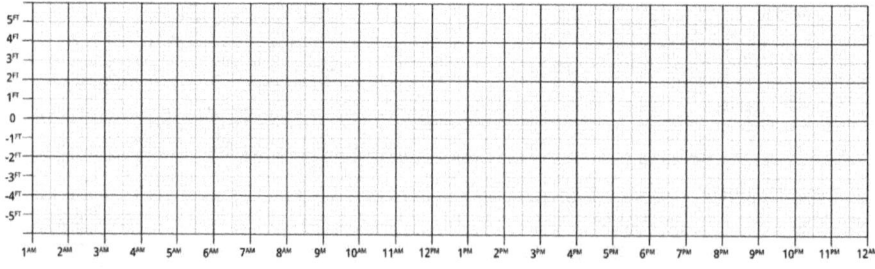

N NW NE W E SW SE S
0 20 40 60 80 100 120 140 160 180 200 220 240 260 280 300 320 340

5ᶠᵀ 4ᶠᵀ 3ᶠᵀ 2ᶠᵀ 1ᶠᵀ 0 -1ᶠᵀ -2ᶠᵀ -3ᶠᵀ -4ᶠᵀ -5ᶠᵀ

1ᴬᴹ 2ᴬᴹ 3ᴬᴹ 4ᴬᴹ 5ᴬᴹ 6ᴬᴹ 7ᴬᴹ 8ᴬᴹ 9ᴹ 10ᴬᴹ 11ᴬᴹ 12ᴾᴹ 1ᴾᴹ 2ᴾᴹ 3ᴾᴹ 4ᴾᴹ 5ᴾᴹ 6ᴾᴹ 7ᴾᴹ 8ᴾᴹ 9ᴾᴹ 10ᴾᴹ 11ᴾᴹ 12ᴬᴹ

Journal _____

at _____

with _____

_____

_____

_____

Gear _____

Board ___'___ _____

Fins _____

Leash _____

Wetsuit _____

Wax _____

Sunscreen _____

_____

Environment Notes: _____

Animals _____

Crowd _____

Hazards _____

Trash _____

Performance Notes: _____

Body Fuel Pre/Post _____

Stretch _____

Recovery _____

Energy Level _____

Mental Clarity _____

Injury _____

Board Damage _____

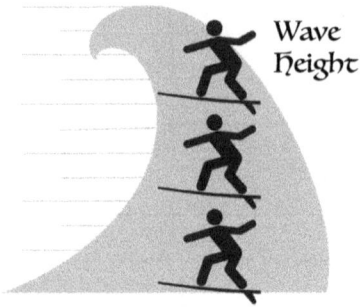

Wave Height

Break Type: beach · point · reef

_____

Left / Right: moves · tubes · wipeouts

☐ ☐ _____

Date _____

Time _____

Wave Shape: rolling · wall · hollow

_____
_____

Take Off: mellow · fast · late

_____
_____

Entry/Exit: channel · rocks · current

_____
_____

Bottom: sand · rock · reef · slab

_____

Sky: sunny · overcast · raining

_____

Swell Interval _____

Wind Speed _____

Water Temp _____

Use color pens to circle the degree combinations of today's swell & wind direction the compass. Draw or notate today's tide data in the graph

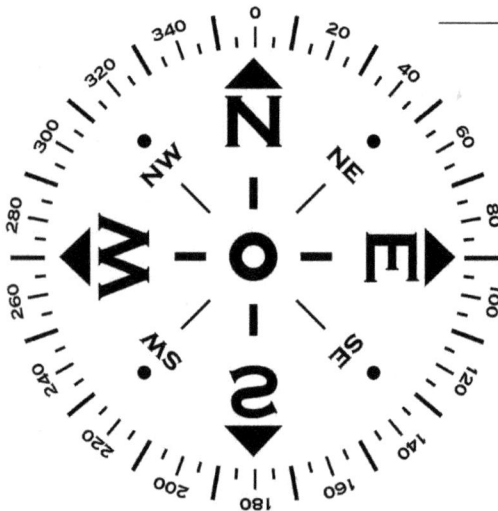

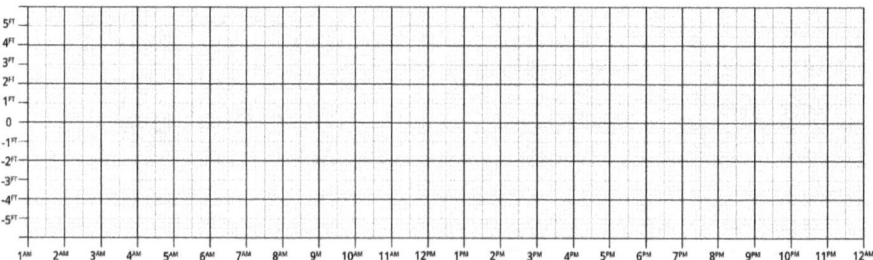

Journal _____

at _____

with _____

_____

_____

_____

Gear _____

Board ___'___ _____

Fins _____

Leash _____

Wetsuit _____

Wax _____

Sunscreen _____

_____

Environment Notes: _____

Animals _____

Crowd _____

Hazards _____

Trash _____

Performance Notes: _____

Body Fuel Pre/Post _____

Stretch _____

Recovery _____

Energy Level _____

Mental Clarity _____

Injury _____

Board Damage _____

_____

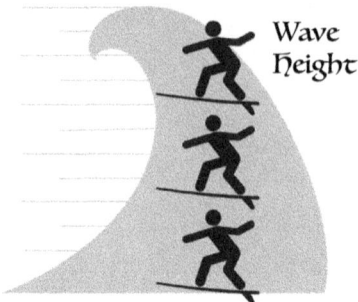

Wave Height

Break Type: beach · point · reef

_____

_____

Left / Right: moves · tubes · wipeouts

☐ ☐ _____

Date _____

Time _____

Wave Shape: rolling · wall · hollow

_____

_____

Take Off: mellow · fast · late

_____

_____

Entry/Exit: channel · rocks · current

_____

_____

Bottom: sand · rock · reef · slab

_____

Sky: sunny · overcast · raining

_____

Swell Interval _____

Wind Speed _____

Water Temp _____

Use color pens to circle the degree combinations of today's swell & wind direction the compass. Draw or notate today's tide data in the graph

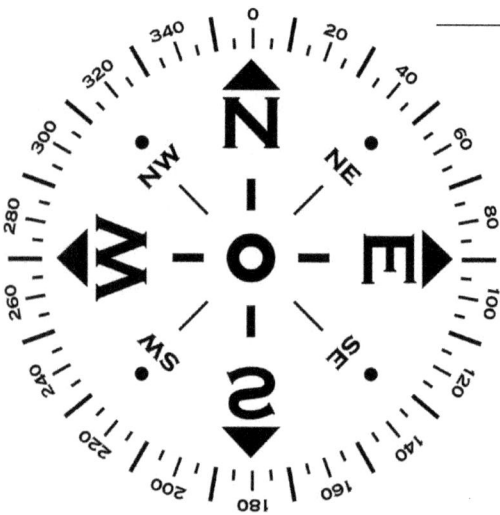

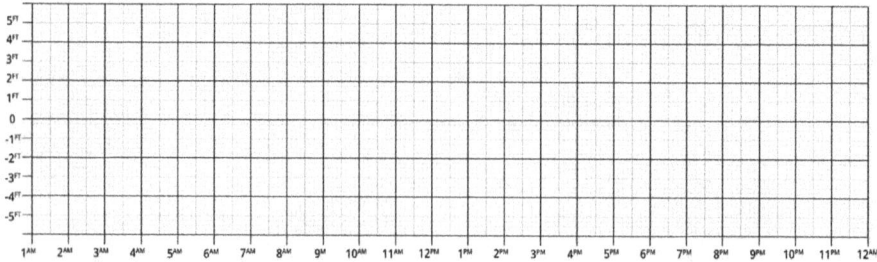

5FT
4FT
3FT
2FT
1FT
0
-1FT
-2FT
-3FT
-4FT
-5FT

1AM 2AM 3AM 4AM 5AM 6AM 7AM 8AM 9AM 10AM 11AM 12PM 1PM 2PM 3PM 4PM 5PM 6PM 7PM 8PM 9PM 10PM 11PM 12AM

Journal _____

at _____

with _____

_____

_____

_____

Gear _____

Board ___'___ _____

Fins _____

Leash _____

Wetsuit _____

Wax _____

Sunscreen _____

_____

Environment Notes: _____

Animals _____

Crowd _____

Hazards _____

Trash _____

Performance Notes: _____

Body Fuel Pre/Post _____

Stretch _____

Recovery _____

Energy Level _____

Mental Clarity _____

Injury _____

Board Damage _____

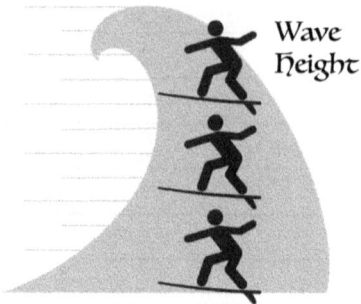

Wave Height

Break Type: beach • point • reef

_____

_____

Left / Right: moves • tubes • wipeouts

☐   ☐   _____

_____

Date _____

Time _____

Wave Shape: rolling • wall • hollow

_____

_____

Take Off: mellow • fast • late

_____

_____

Entry/Exit: channel • rocks • current

_____

_____

Bottom: sand • rock • reef • slab

_____

Sky: sunny • overcast • raining

_____

Swell Interval _____

Wind Speed _____

Water Temp _____

Use color pens to circle the degree combinations of today's swell & wind direction the compass. Draw or notate today's tide data in the graph

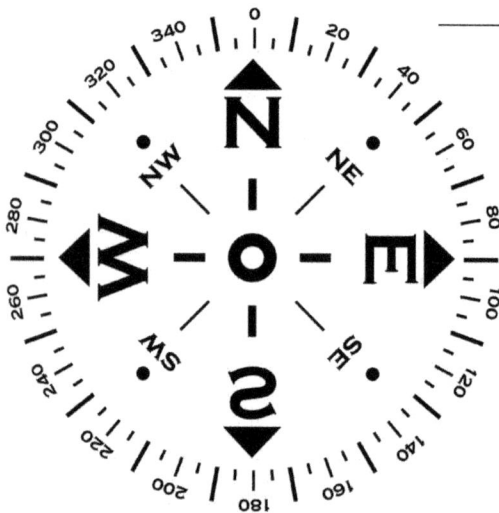

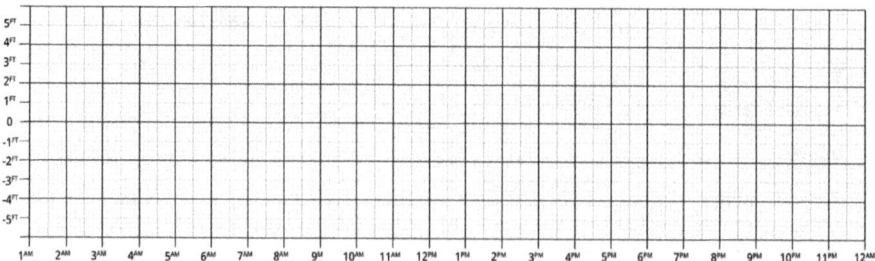

Journal _____

at _____

with _____

_____

_____

_____

Gear _____

Board ___'___ _____

Fins _____

Leash _____

Wetsuit _____

Wax _____

Sunscreen _____

_____

_____

Environment Notes: _____

Animals _____

Crowd _____

Hazards _____

Trash _____

Performance Notes: _____

Body Fuel Pre/Post _____

_____

Stretch _____

Recovery _____

Energy Level _____

Mental Clarity _____

Injury _____

Board Damage _____

_____

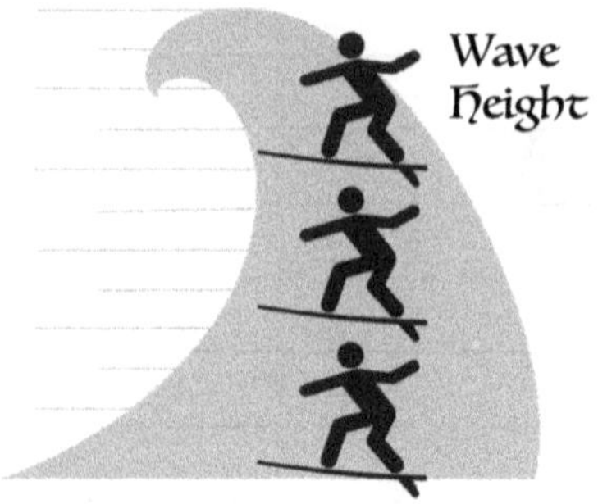

Wave Height

Break Type: beach · point · reef

Left / Right: moves · tubes · wipeouts

☐   ☐ _____

Date _____

Time _____

Wave Shape: rolling · wall · hollow

_____

_____

Take Off: mellow · fast · late

_____

_____

Entry/Exit: channel · rocks · current

_____

_____

Bottom: sand · rock · reef · slab

_____

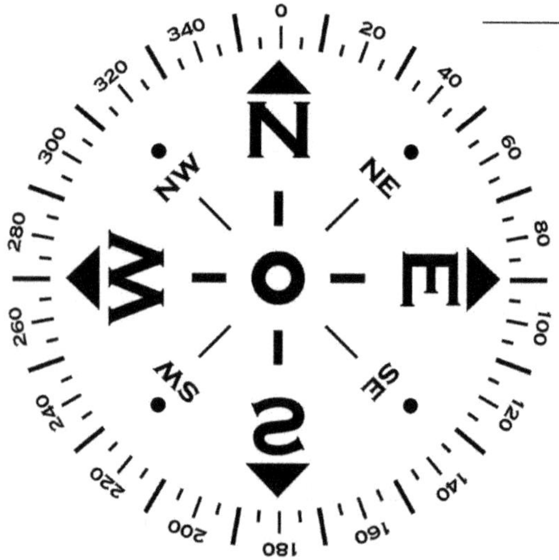

Sky: sunny · overcast · raining

_____

Swell Interval _____

Wind Speed _____

Water Temp _____

Use color pens to circle the degree combinations of today's swell & wind direction the compass. Draw or notate today's tide data in the graph

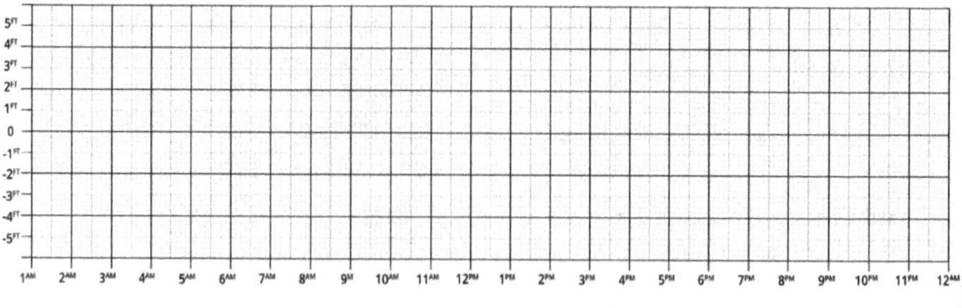

Journal _____

at _____

with _____

_____

_____

_____

Gear _____

Board ___'___ _____

Fins _____

Leash _____

Wetsuit _____

Wax _____

Sunscreen _____

_____

Environment Notes: _____

Animals _____

Crowd _____

Hazards _____

Trash _____

Performance Notes: _____

Body Fuel Pre/Post _____

_____

Stretch _____

Recovery _____

Energy Level _____

Mental Clarity _____

Injury _____

Board Damage _____

_____

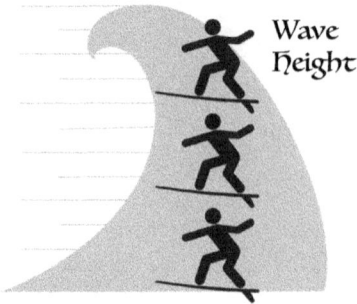

Wave Height

Break Type: beach · point · reef

Left / Right: moves · tubes · wipeouts

☐ ☐

Date _____

Time _____

Wave Shape: rolling · wall · hollow

Take Off: mellow · fast · late

Entry/Exit: channel · rocks · current

Bottom: sand · rock · reef · slab

Sky: sunny · overcast · raining

Swell Interval _____

Wind Speed _____

Water Temp _____

Use color pens to circle the degree combinations of today's swell & wind direction the compass. Draw or notate today's tide data in the graph

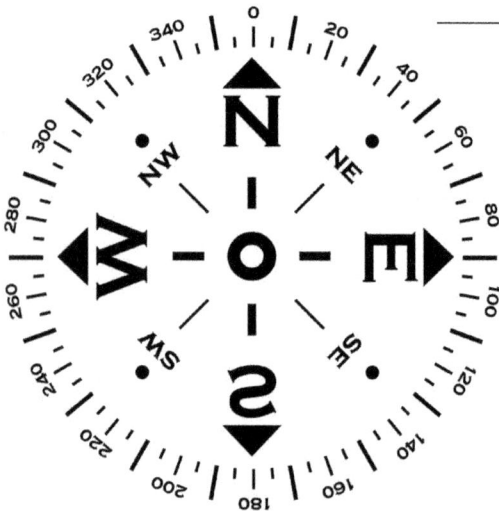

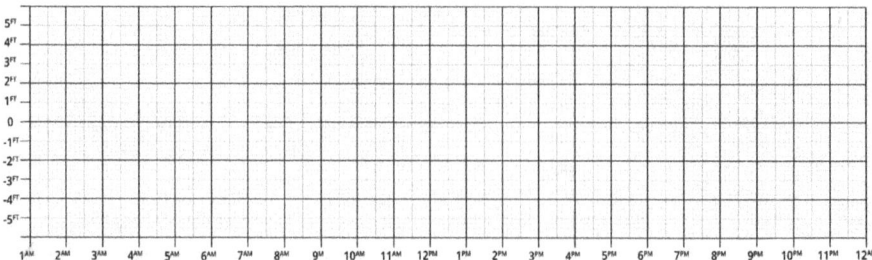

N NE E SE S SW W NW
0 20 40 60 80 100 120 140 160 180 200 220 240 260 280 300 320 340

5FT
4FT
3FT
2FT
1FT
0
-1FT
-2FT
-3FT
-4FT
-5FT

1AM 2AM 3AM 4AM 5AM 6AM 7AM 8AM 9AM 10AM 11AM 12PM 1PM 2PM 3PM 4PM 5PM 6PM 7PM 8PM 9PM 10PM 11PM 12AM

Journal _____

at _____

with _____

_____

_____

_____

Gear _____

Board ___'___ _____

Fins _____

Leash _____

Wetsuit _____

Wax _____

Sunscreen _____

_____

Environment Notes: _____

Animals _____

Crowd _____

Hazards _____

Trash _____

Performance Notes: _____

Body Fuel Pre/Post _____

_____

Stretch _____

Recovery _____

Energy Level _____

Mental Clarity _____

Injury _____

Board Damage _____

_____

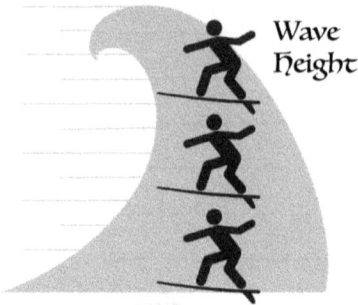

Wave Height

Break Type: beach · point · reef
_____
_____

Left / Right: moves · tubes · wipeouts
☐ ☐ _____
_____

Date _____

Time _____

Wave Shape: rolling · wall · hollow
_____
_____

Take Off: mellow · fast · late
_____
_____

Entry/Exit: channel · rocks · current
_____
_____

Bottom: sand · rock · reef · slab
_____

Sky: sunny · overcast · raining
_____

Swell Interval _____

Wind Speed _____

Water Temp _____

Use color pens to circle the degree combinations of today's swell & wind direction the compass. Draw or notate today's tide data in the graph

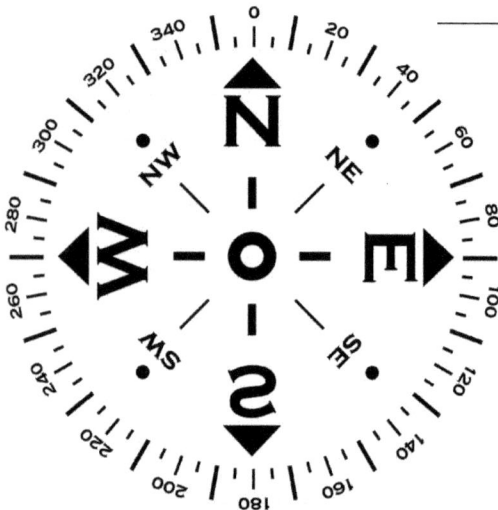

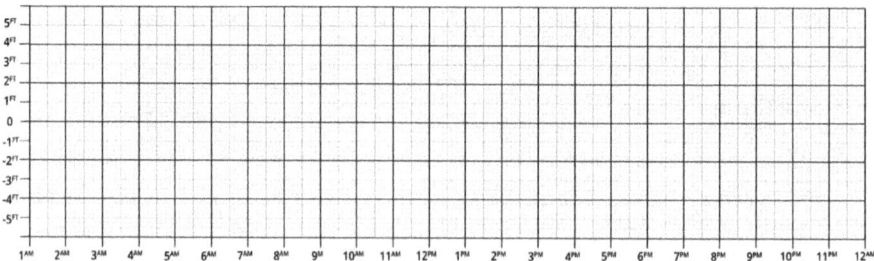

Journal _____

at _____

with _____

_____

_____

_____

Gear _____

Board ___'___ _____

Fins _____

Leash _____

Wetsuit _____

Wax _____

Sunscreen _____

_____

Environment Notes: _____

Animals _____

Crowd _____

Hazards _____

Trash _____

Performance Notes: _____

Body Fuel Pre/Post _____

Stretch _____

Recovery _____

Energy Level _____

Mental Clarity _____

Injury _____

Board Damage _____

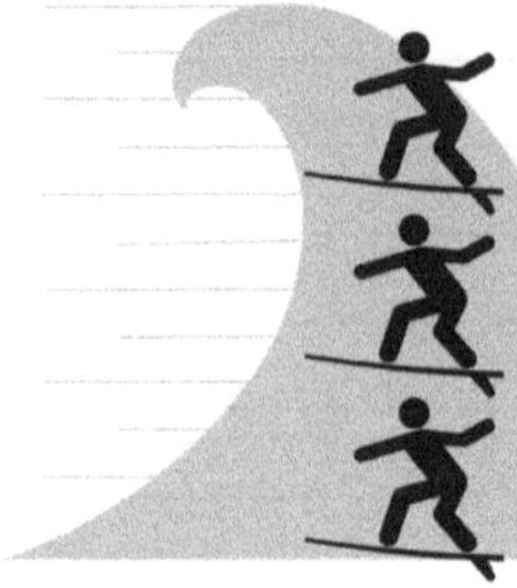

Wave Height

Break Type: beach · point · reef

_____

_____

Left / Right: moves · tubes · wipeouts

☐   ☐   _____

_____

Date _____

Time _____

Wave Shape: rolling · wall · hollow

_____

_____

Take Off: mellow · fast · late

_____

_____

Entry/Exit: channel · rocks · current

_____

_____

Bottom: sand · rock · reef · slab

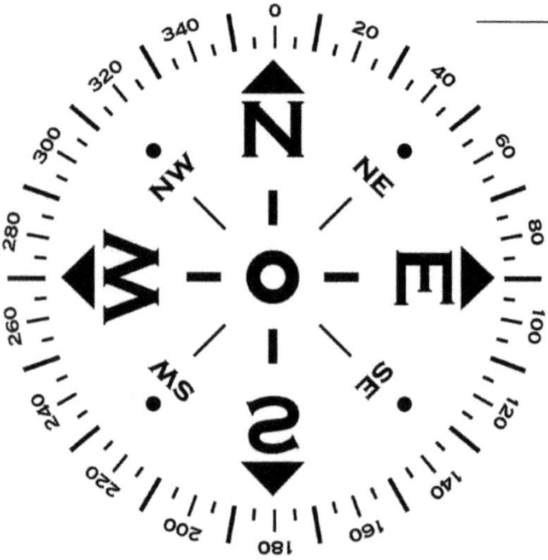

_____

Sky: sunny · overcast · raining

_____

Swell Interval _____

Wind Speed _____

Water Temp _____

Use color pens to circle the degree combinations of today's swell & wind direction the compass. Draw or notate today's tide data in the graph

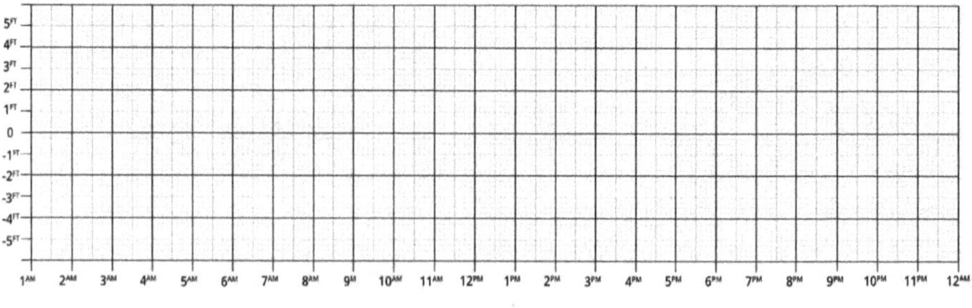

Journal _____

at _____

with _____

_____

_____

_____

Gear _____

Board ___'___ _____

Fins _____

Leash _____

Wetsuit _____

Wax _____

Sunscreen _____

_____

_____

Environment Notes: _____

Animals _____

Crowd _____

Hazards _____

Trash _____

_____

Performance Notes: _____

Body Fuel Pre/Post _____

_____

Stretch _____

Recovery _____

Energy Level _____

Mental Clarity _____

Injury _____

Board Damage _____

_____

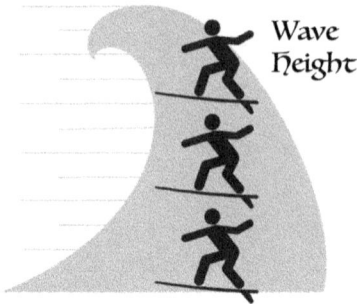

Wave Height

Break Type: beach · point · reef

Left / Right: moves · tubes · wipeouts

☐ ☐

Date _____

Time _____

Wave Shape: rolling · wall · hollow

Take Off: mellow · fast · late

Entry/Exit: channel · rocks · current

Bottom: sand · rock · reef · slab

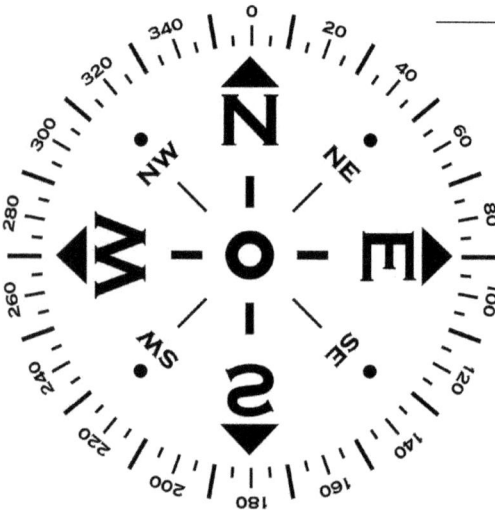

Sky: sunny · overcast · raining

Swell Interval _____

Wind Speed _____

Water Temp _____

Use color pens to circle the degree combinations of today's swell & wind direction the compass. Draw or notate today's tide data in the graph

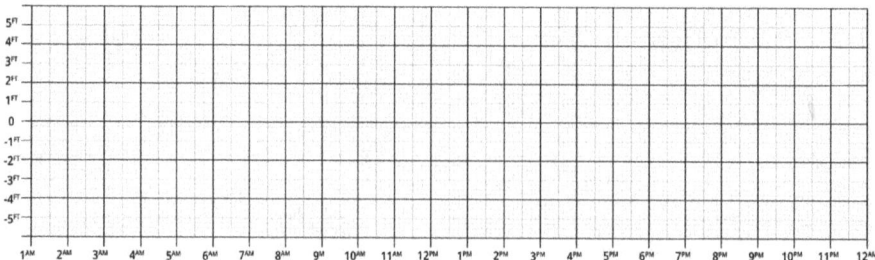

Journal _____

at _____

with _____

_____

_____

_____

Gear _____

Board ___'___ _____

Fins _____

Leash _____

Wetsuit _____

Wax _____

Sunscreen _____

_____

Environment Notes: _____

Animals _____

Crowd _____

Hazards _____

Trash _____

Performance Notes: _____

Body Fuel Pre/Post _____

Stretch _____

Recovery _____

Energy Level _____

Mental Clarity _____

Injury _____

Board Damage _____

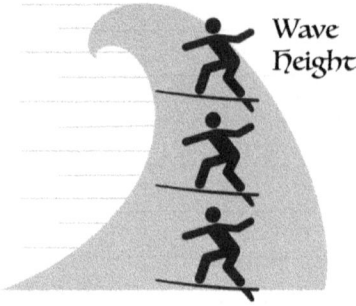

Wave Height

Break Type: beach • point • reef

_____

_____

Left / Right: moves • tubes • wipeouts

☐   ☐   _____

_____

Date _____

Time _____

Wave Shape: rolling • wall • hollow

_____

_____

Take Off: mellow • fast • late

_____

_____

Entry/Exit: channel • rocks • current

_____

_____

Bottom: sand • rock • reef • slab

_____

Sky: sunny • overcast • raining

_____

Swell Interval _____

Wind Speed _____

Water Temp _____

Use color pens to circle the degree combinations of today's swell & wind direction the compass. Draw or notate today's tide data in the graph

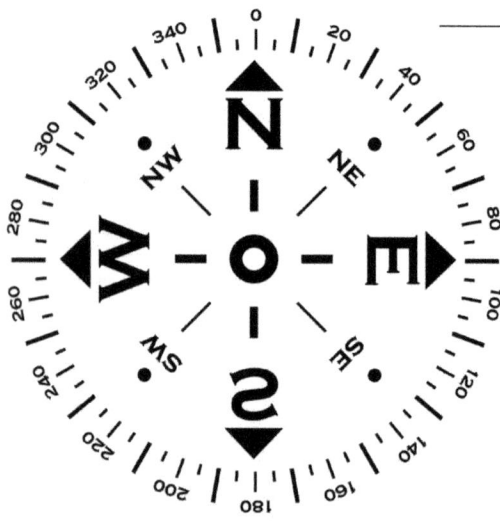

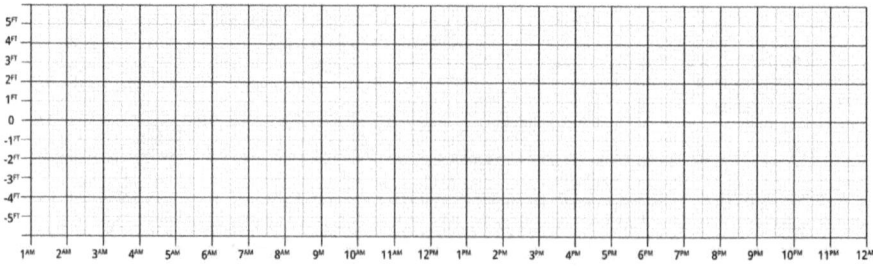

Journal _____

at _____

with _____

_____

_____

_____

Gear _____

Board ___'___ _____

Fins _____

Leash _____

Wetsuit _____

Wax _____

Sunscreen _____

_____

_____

Environment Notes: _____

Animals _____

Crowd _____

Hazards _____

Trash _____

_____

Performance Notes: _____

Body Fuel Pre/Post _____

_____

Stretch _____

Recovery _____

Energy Level _____

Mental Clarity _____

Injury _____

Board Damage _____

_____

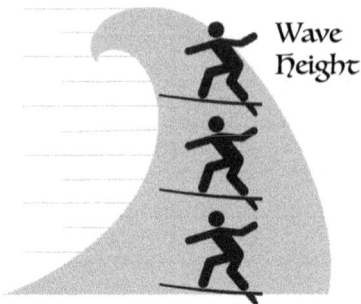

Wave Height

Break Type: beach • point • reef

_____

Left / Right: moves • tubes • wipeouts

☐　☐　_____

Date _____

Time _____

Wave Shape: rolling • wall • hollow

_____

_____

Take Off: mellow • fast • late

_____

_____

Entry/Exit: channel • rocks • current

_____

_____

Bottom: sand • rock • reef • slab

_____

Sky: sunny • overcast • raining

_____

Swell Interval _____

Wind Speed _____

Water Temp _____

Use color pens to circle the degree combinations of today's swell & wind direction the compass. Draw or notate today's tide data in the graph

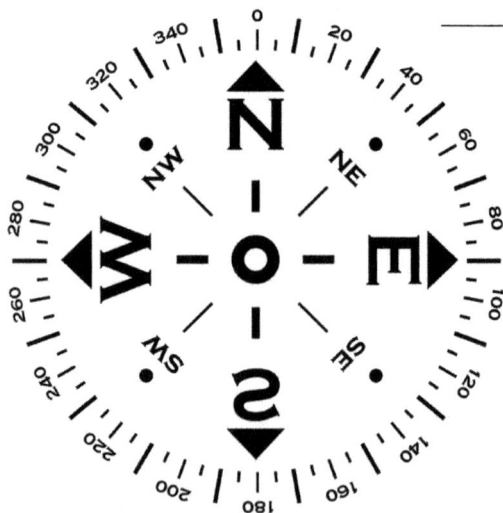

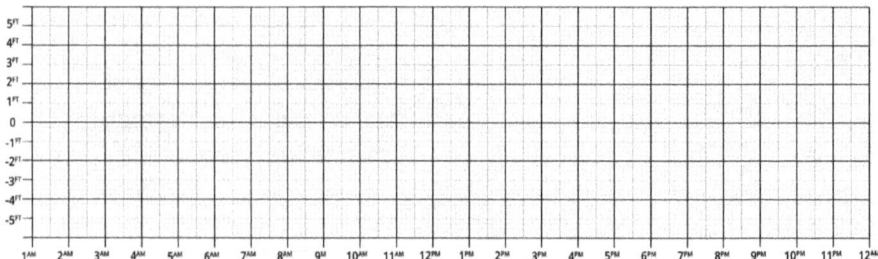

Compass dial with degree markings 0, 20, 40, 60, 80, 100, 120, 140, 160, 180, 200, 220, 240, 260, 280, 300, 320, 340 and directions N, NE, E, SE, S, SW, W, NW.

Tide graph: vertical axis 5FT, 4FT, 3FT, 2FT, 1FT, 0, -1FT, -2FT, -3FT, -4FT, -5FT. Horizontal axis 1AM, 2AM, 3AM, 4AM, 5AM, 6AM, 7AM, 8AM, 9AM, 10AM, 11AM, 12PM, 1PM, 2PM, 3PM, 4PM, 5PM, 6PM, 7PM, 8PM, 9PM, 10PM, 11PM, 12AM

Journal _____

at _____

with _____

_____

_____

_____

Gear _____

Board __'__ _____

Fins _____

Leash _____

Wetsuit _____

Wax _____

Sunscreen _____

_____

Environment Notes: _____

Animals _____

Crowd _____

Hazards _____

Trash _____

Performance Notes: _____

Body Fuel Pre/Post _____

_____

Stretch _____

Recovery _____

Energy Level _____

Mental Clarity _____

Injury _____

Board Damage _____

_____

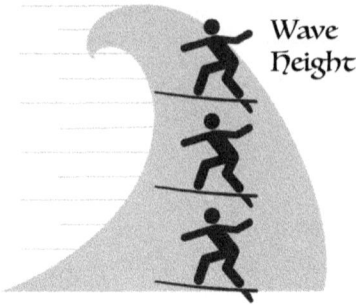

Wave Height

Date _____

Time _____

Wave Shape: rolling • wall • hollow

_____
_____

Take Off: mellow • fast • late

_____
_____

Break Type: beach • point • reef

_____
_____

Entry/Exit: channel • rocks • current

_____
_____

Left / Right: moves • tubes • wipeouts

☐ ☐ _____

_____

Bottom: sand • rock • reef • slab

_____

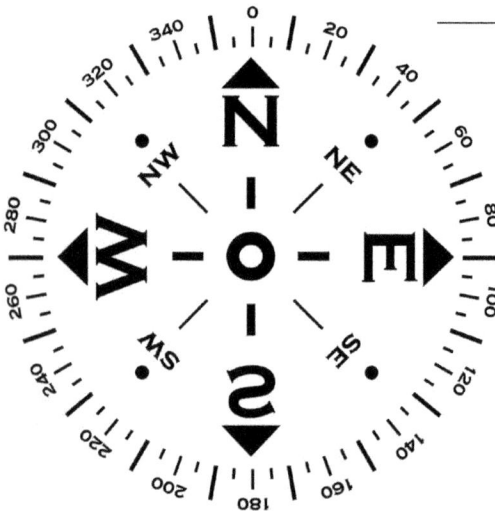

Sky: sunny • overcast • raining

_____

Swell Interval _____

Wind Speed _____

Water Temp _____

Use color pens to circle the degree combinations of today's swell & wind direction the compass. Draw or notate today's tide data in the graph

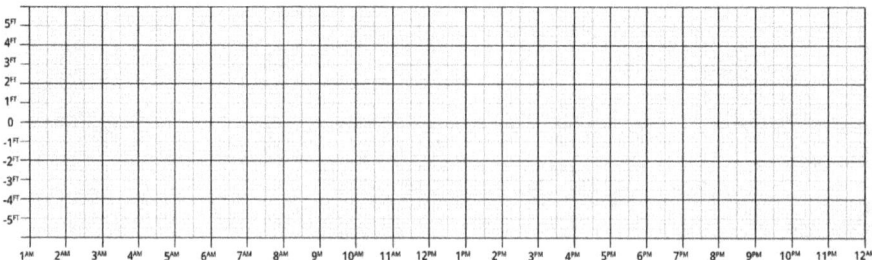

(compass rose with degree markings: 0, 20, 40, 60, 80, 100, 120, 140, 160, 180, 200, 220, 240, 260, 280, 300, 320, 340; cardinal points N, NE, E, SE, S, SW, W, NW)

(tide graph: vertical axis 5FT, 4FT, 3FT, 2FT, 1FT, 0, -1FT, -2FT, -3FT, -4FT, -5FT; horizontal axis 1AM through 12AM)

Journal _____

at _____

with _____

_____

_____

_____

Gear _____

Board ___'___ _____

Fins _____

Leash _____

Wetsuit _____

Wax _____

Sunscreen _____

_____

_____

Environment Notes: _____

Animals _____

Crowd _____

Hazards _____

Trash _____

_____

Performance Notes: _____

Body Fuel Pre/Post _____

_____

Stretch _____

Recovery _____

Energy Level _____

Mental Clarity _____

Injury _____

Board Damage _____

_____

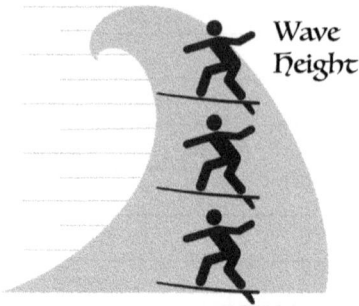

Wave Height

Break Type: beach • point • reef

_____

Left / Right: moves • tubes • wipeouts

☐   ☐   _____

_____

Date _____

Time _____

Wave Shape: rolling • wall • hollow

_____
_____

Take Off: mellow • fast • late

_____
_____

Entry/Exit: channel • rocks • current

_____
_____

Bottom: sand • rock • reef • slab

_____

Sky: sunny • overcast • raining

_____

Swell Interval _____

Wind Speed _____

Water Temp _____

Use color pens to circle the degree combinations of today's swell & wind direction the compass. Draw or notate today's tide data in the graph

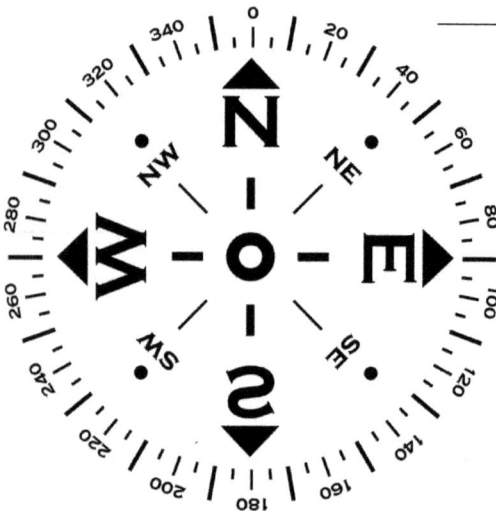

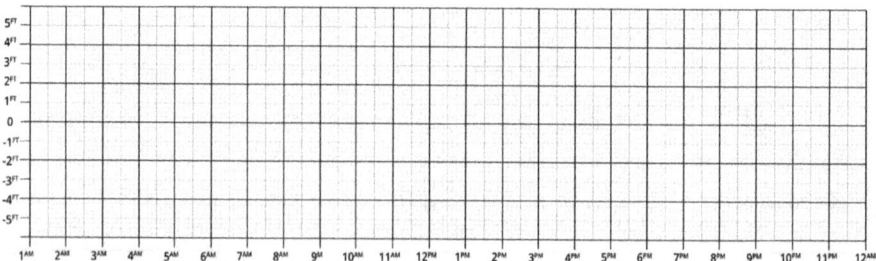

N NE NW E W SE SW S

0 20 40 60 80 100 120 140 160 180 200 220 240 260 280 300 320 340

5ᶠᵀ 4ᶠᵀ 3ᶠᵀ 2ᶠᵀ 1ᶠᵀ 0 -1ᶠᵀ -2ᶠᵀ -3ᶠᵀ -4ᶠᵀ -5ᶠᵀ

1ᴬᴹ 2ᴬᴹ 3ᴬᴹ 4ᴬᴹ 5ᴬᴹ 6ᴬᴹ 7ᴬᴹ 8ᴬᴹ 9ᴹ 10ᴬᴹ 11ᴬᴹ 12ᴾᴹ 1ᴾᴹ 2ᴾᴹ 3ᴾᴹ 4ᴾᴹ 5ᴾᴹ 6ᴾᴹ 7ᴾᴹ 8ᴾᴹ 9ᴾᴹ 10ᴾᴹ 11ᴾᴹ 12ᴾᴹ

Journal _____

at _____

with _____

_____

_____

_____

Gear _____

Board ___'___   _____

Fins _____

Leash _____

Wetsuit _____

Wax _____

Sunscreen _____

_____

_____

Environment Notes: _____

Animals _____

Crowd _____

Hazards _____

Trash _____

_____

Performance Notes: _____

Body Fuel Pre/Post _____

_____

Stretch _____

Recovery _____

Energy Level _____

Mental Clarity _____

Injury _____

Board Damage _____

_____

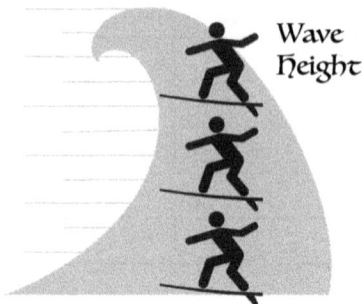

Wave Height

Break Type: beach • point • reef

_____

_____

Left / Right: moves • tubes • wipeouts

☐   ☐   _____

_____

Date _____

Time _____

Wave Shape: rolling • wall • hollow

_____

_____

Take Off: mellow • fast • late

_____

_____

Entry/Exit: channel • rocks • current

_____

_____

Bottom: sand • rock • reef • slab

_____

Sky: sunny • overcast • raining

_____

Swell Interval _____

Wind Speed _____

Water Temp _____

Use color pens to circle the degree combinations of today's swell & wind direction the compass. Draw or notate today's tide data in the graph

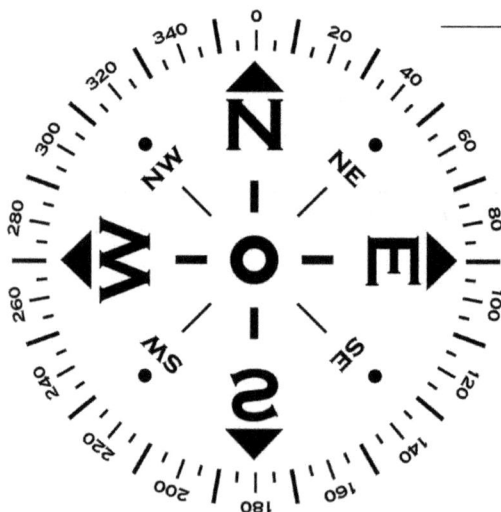

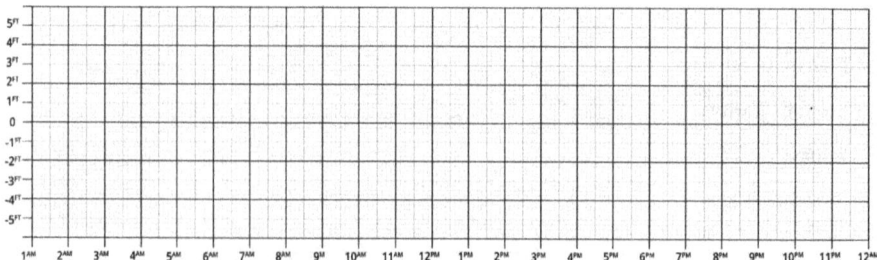

Journal _____

at _____

with _____

_____

_____

_____

Gear _____

Board ___'___ _____

Fins _____

Leash _____

Wetsuit _____

Wax _____

Sunscreen _____

_____

Environment Notes: _____

Animals _____

Crowd _____

Hazards _____

Trash _____

Performance Notes: _____

Body Fuel Pre/Post _____

Stretch _____

Recovery _____

Energy Level _____

Mental Clarity _____

Injury _____

Board Damage _____

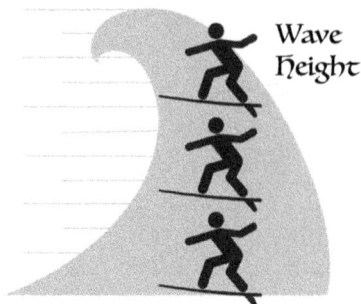

Wave Height

Break Type: beach • point • reef

_____

_____

Left / Right: moves • tubes • wipeouts

☐ ☐ _____

_____

Date _____

Time _____

Wave Shape: rolling • wall • hollow

_____

_____

Take Off: mellow • fast • late

_____

_____

Entry/Exit: channel • rocks • current

_____

_____

Bottom: sand • rock • reef • slab

_____

Sky: sunny • overcast • raining

_____

Swell Interval _____

Wind Speed _____

Water Temp _____

Use color pens to circle the degree combinations of today's swell & wind direction the compass. Draw or notate today's tide data in the graph

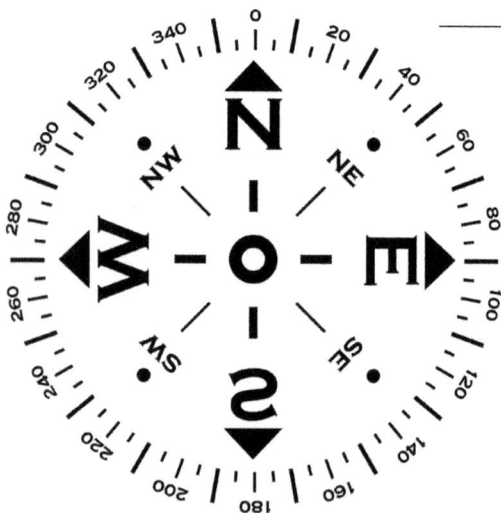

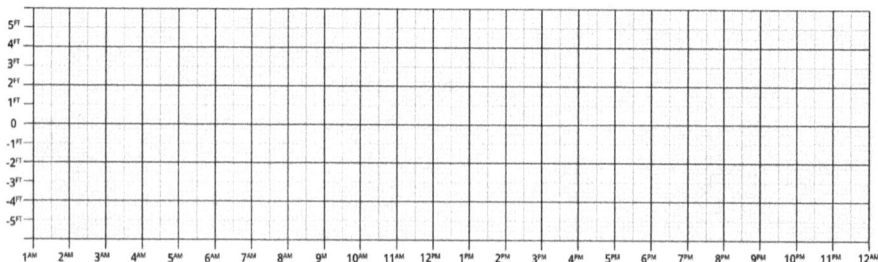

Tide graph with vertical axis from 5FT down to -5FT and horizontal axis from 1AM to 12PM.

Journal _____

at _____

with _____

_____

_____

_____

Gear _____

Board ___'___ _____

Fins _____

Leash _____

Wetsuit _____

Wax _____

Sunscreen _____

_____

_____

Environment Notes: _____

Animals _____

Crowd _____

Hazards _____

Trash _____

_____

Performance Notes: _____

Body Fuel Pre/Post _____

_____

Stretch _____

Recovery _____

Energy Level _____

Mental Clarity _____

Injury _____

Board Damage _____

_____

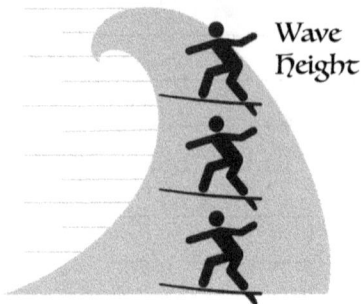

Wave Height

Break Type: beach • point • reef

Left / Right: moves • tubes • wipeouts

☐ ☐

Date _____

Time _____

Wave Shape: rolling • wall • hollow
_____
_____

Take Off: mellow • fast • late
_____
_____

Entry/Exit: channel • rocks • current
_____
_____

Bottom: sand • rock • reef • slab
_____

Sky: sunny • overcast • raining
_____

Swell Interval _____

Wind Speed _____

Water Temp _____

Use color pens to circle the degree combinations of today's swell & wind direction the compass. Draw or notate today's tide data in the graph

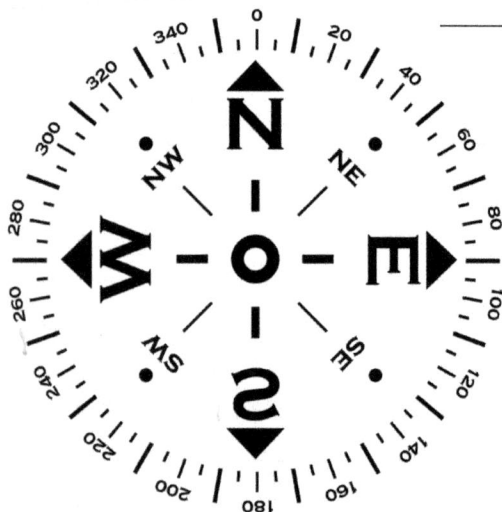

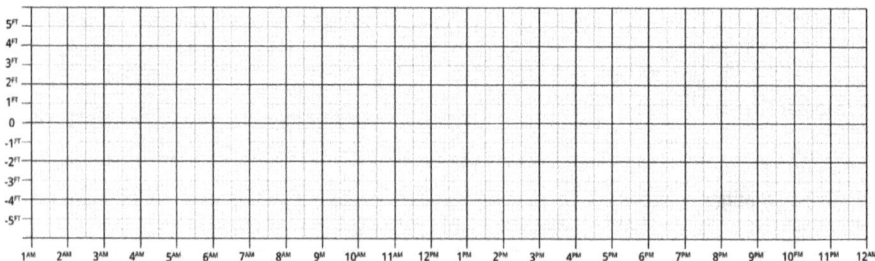

Compass markings:
0 • 20 • 40 • 60 • 80 • 100 • 120 • 140 • 160 • 180 • 200 • 220 • 240 • 260 • 280 • 300 • 320 • 340

N • NE • E • SE • S • SW • W • NW

Tide graph (vertical axis): 5FT, 4FT, 3FT, 2FT, 1FT, 0, -1FT, -2FT, -3FT, -4FT, -5FT

Tide graph (horizontal axis): 1AM 2AM 3AM 4AM 5AM 6AM 7AM 8AM 9AM 10AM 11AM 12PM 1PM 2PM 3PM 4PM 5PM 6PM 7PM 8PM 9PM 10PM 11PM 12AM

Journal _____

at _____

with _____

_____

_____

_____

Gear _____

Board ___'___ _____

Fins _____

Leash _____

Wetsuit _____

Wax _____

Sunscreen _____

_____

Environment Notes: _____

Animals _____

Crowd _____

Hazards _____

Trash _____

Performance Notes: _____

Body Fuel Pre/Post _____

Stretch _____

Recovery _____

Energy Level _____

Mental Clarity _____

Injury _____

Board Damage _____

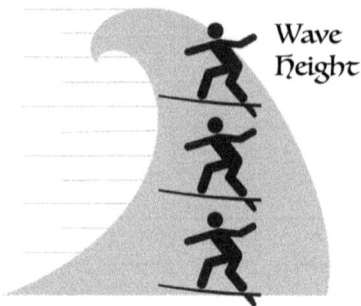

Wave Height

Break Type: beach • point • reef

_____

Left / Right: moves • tubes • wipeouts

☐   ☐   _____

_____

Date _____

Time _____

Wave Shape: rolling • wall • hollow

_____

_____

Take Off: mellow • fast • late

_____

_____

Entry/Exit: channel • rocks • current

_____

_____

Bottom: sand • rock • reef • slab

_____

Sky: sunny • overcast • raining

_____

Swell Interval _____

Wind Speed _____

Water Temp _____

Use color pens to circle the degree combinations of today's swell & wind direction the compass. Draw or notate today's tide data in the graph

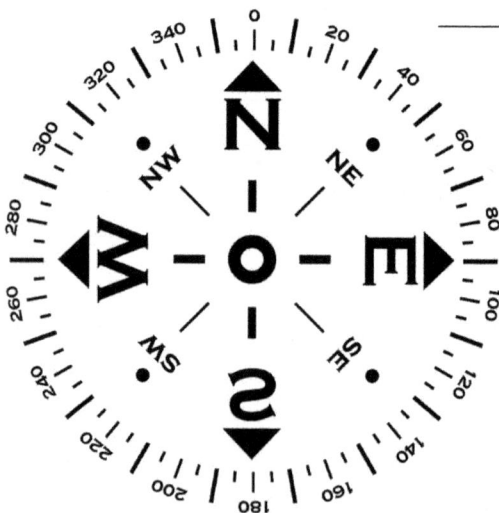

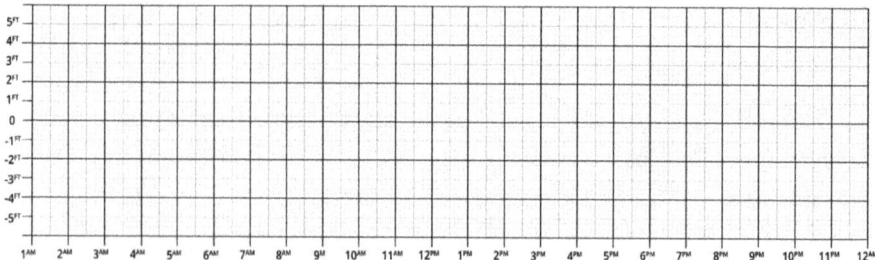

Journal _____

at _____

with _____

_____

_____

_____

Gear _____

Board ___'___ _____

Fins _____

Leash _____

Wetsuit _____

Wax _____

Sunscreen _____

_____

_____

Environment Notes: _____

Animals _____

Crowd _____

Hazards _____

Trash _____

_____

Performance Notes: _____

Body Fuel Pre/Post _____

_____

Stretch _____

Recovery _____

Energy Level _____

Mental Clarity _____

Injury _____

Board Damage _____

_____

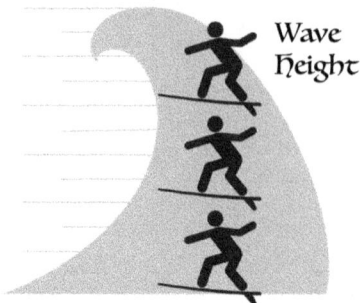

Wave Height

Break Type: beach · point · reef

_____

_____

Left / Right: moves · tubes · wipeouts

☐ ☐ _____

_____

Date _____

Time _____

Wave Shape: rolling · wall · hollow

_____

_____

Take Off: mellow · fast · late

_____

_____

Entry/Exit: channel · rocks · current

_____

_____

Bottom: sand · rock · reef · slab

_____

Sky: sunny · overcast · raining

_____

Swell Interval _____

Wind Speed _____

Water Temp _____

Use color pens to circle the degree combinations of today's swell & wind direction the compass. Draw or notate today's tide data in the graph

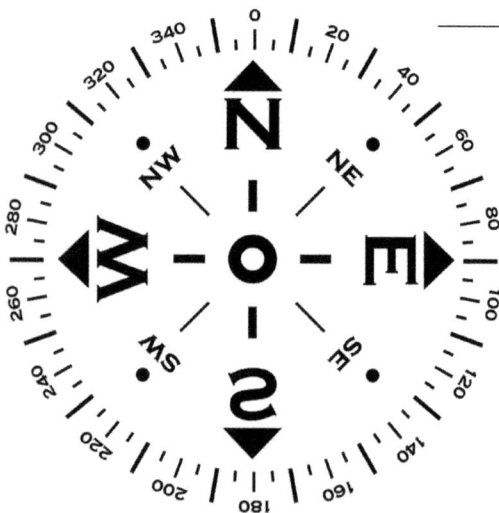

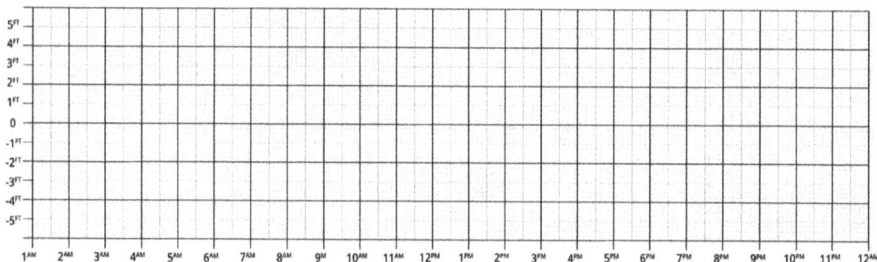

N NE E SE S SW W NW

0 20 40 60 80 100 120 140 160 180 200 220 240 260 280 300 320 340

5ᶠᵀ 4ᶠᵀ 3ᶠᵀ 2ᶠᵀ 1ᶠᵀ 0 -1ᶠᵀ -2ᶠᵀ -3ᶠᵀ -4ᶠᵀ -5ᶠᵀ

1ᴬᴹ 2ᴬᴹ 3ᴬᴹ 4ᴬᴹ 5ᴬᴹ 6ᴬᴹ 7ᴬᴹ 8ᴬᴹ 9ᴹ 10ᴬᴹ 11ᴬᴹ 12ᴬᴹ 1ᴾᴹ 2ᴾᴹ 3ᴾᴹ 4ᴾᴹ 5ᴾᴹ 6ᴾᴹ 7ᴾᴹ 8ᴾᴹ 9ᴾᴹ 10ᴾᴹ 11ᴾᴹ 12ᴾᴹ

Journal _____

at _____

with _____

_____

_____

_____

Gear _____

Board ___'___ _____

Fins _____

Leash _____

Wetsuit _____

Wax _____

Sunscreen _____

_____

Environment Notes: _____

Animals _____

Crowd _____

Hazards _____

Trash _____

Performance Notes: _____

Body Fuel Pre/Post _____

Stretch _____

Recovery _____

Energy Level _____

Mental Clarity _____

Injury _____

Board Damage _____

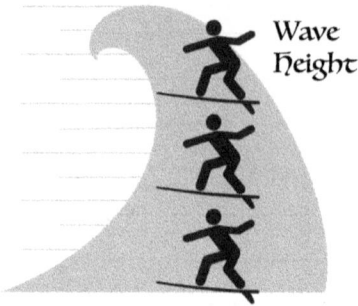

Wave Height

Break Type: beach · point · reef

_____

_____

Left / Right: moves · tubes · wipeouts

☐   ☐   _____

_____

Date _____

Time _____

Wave Shape: rolling · wall · hollow

_____

_____

Take Off: mellow · fast · late

_____

_____

Entry/Exit: channel · rocks · current

_____

_____

Bottom: sand · rock · reef · slab

_____

Sky: sunny · overcast · raining

_____

Swell Interval _____

Wind Speed _____

Water Temp _____

Use color pens to circle the degree combinations of today's swell & wind direction the compass. Draw or notate today's tide data in the graph

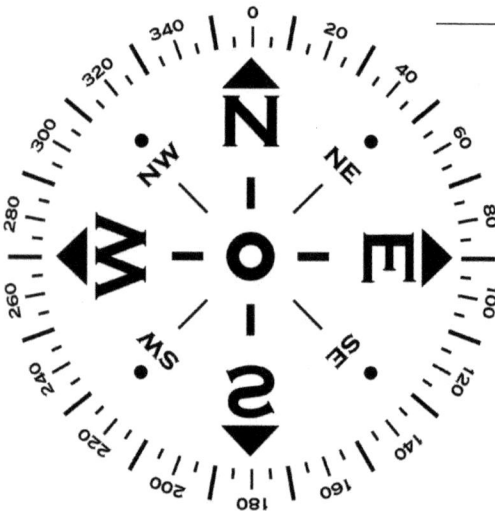

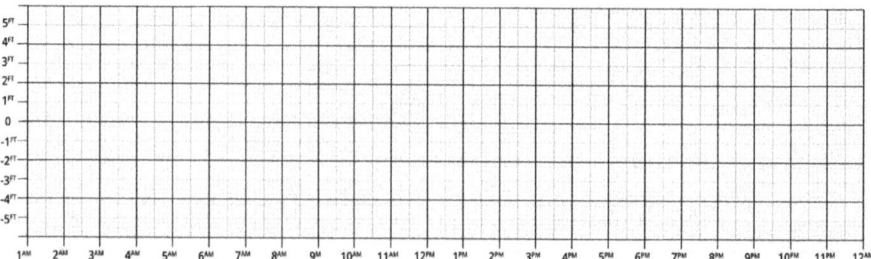

Journal _____

at _____

with _____

_____

_____

_____

Gear _____

Board ___'___ _____

Fins _____

Leash _____

Wetsuit _____

Wax _____

Sunscreen _____

_____

_____

Environment Notes: _____

Animals _____

Crowd _____

Hazards _____

Trash _____

_____

Performance Notes: _____

Body Fuel Pre/Post _____

_____

Stretch _____

Recovery _____

Energy Level _____

Mental Clarity _____

Injury _____

Board Damage _____

_____

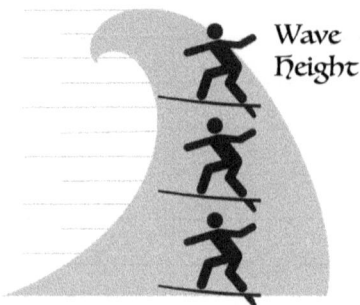

Wave Height

Break Type: beach • point • reef
_____
_____

Left / Right: moves • tubes • wipeouts
☐ ☐ _____
_____

Date _____

Time _____

Wave Shape: rolling • wall • hollow
_____
_____

Take Off: mellow • fast • late
_____
_____

Entry/Exit: channel • rocks • current
_____
_____

Bottom: sand • rock • reef • slab
_____

Sky: sunny • overcast • raining
_____

Swell Interval _____

Wind Speed _____

Water Temp _____

Use color pens to circle the degree combinations of today's swell & wind direction the compass. Draw or notate today's tide data in the graph

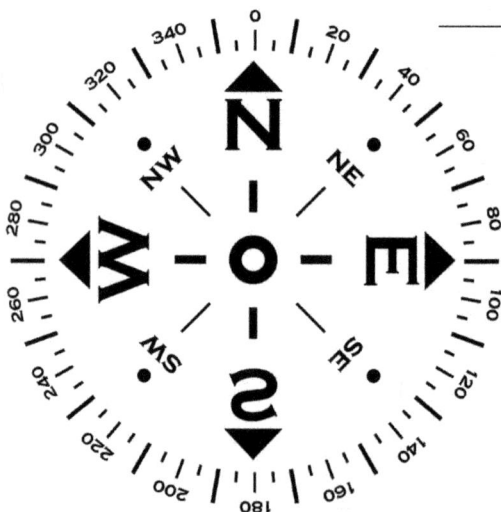

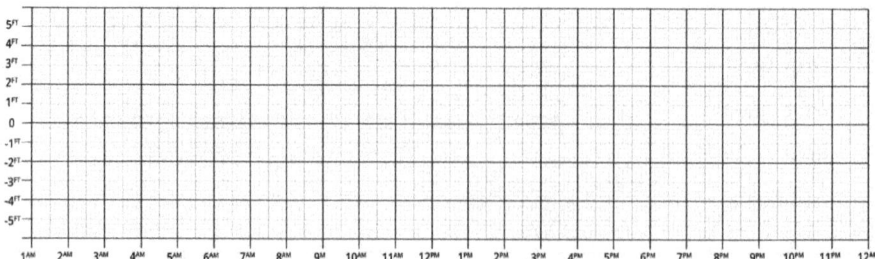

Compass markings: 0, 20, 40, 60, 80, 100, 120, 140, 160, 180, 200, 220, 240, 260, 280, 300, 320, 340
N • NE • E • SE • S • SW • W • NW

Tide graph (5FT, 4FT, 3FT, 2FT, 1FT, 0, -1FT, -2FT, -3FT, -4FT, -5FT)
1AM 2AM 3AM 4AM 5AM 6AM 7AM 8AM 9M 10AM 11AM 12PM 1PM 2PM 3PM 4PM 5PM 6PM 7PM 8PM 9PM 10PM 11PM 12PM

Journal _____

at _____

with _____

_____

_____

_____

Gear _____

Board ___'___   _____

Fins _____

Leash _____

Wetsuit _____

Wax _____

Sunscreen _____

_____

Environment Notes: _____

Animals _____

Crowd _____

Hazards _____

Trash _____

Performance Notes: _____

Body Fuel Pre/Post _____

Stretch _____

Recovery _____

Energy Level _____

Mental Clarity _____

Injury _____

Board Damage _____

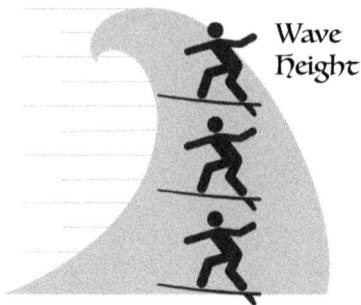

Wave Height

Break Type: beach • point • reef

_____

Left / Right: moves • tubes • wipeouts

☐ ☐ _____

_____

Date _____

Time _____

Wave Shape: rolling • wall • hollow

_____

_____

Take Off: mellow • fast • late

_____

_____

Entry/Exit: channel • rocks • current

_____

_____

Bottom: sand • rock • reef • slab

_____

Sky: sunny • overcast • raining

_____

Swell Interval _____

Wind Speed _____

Water Temp _____

Use color pens to circle the degree combinations of today's swell & wind direction the compass. Draw or notate today's tide data in the graph

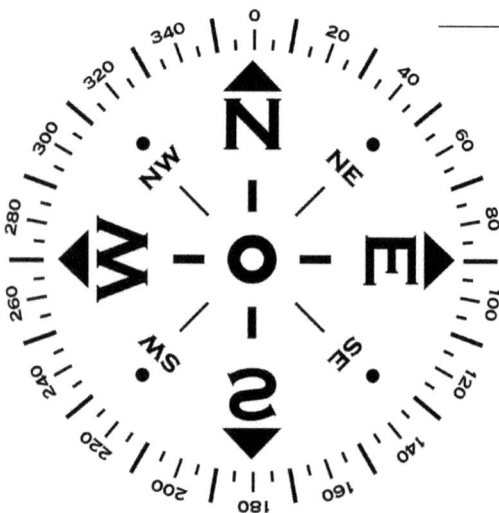

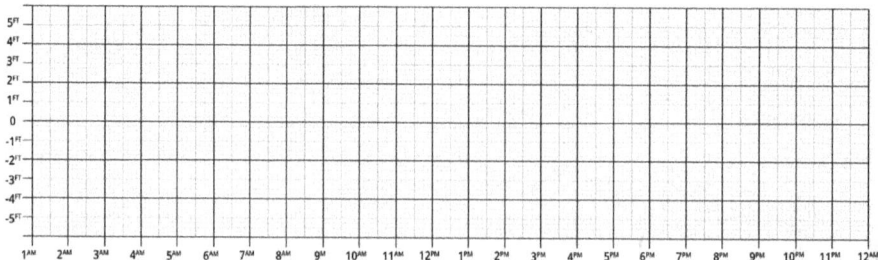

Journal _____

at _____

with _____

_____

_____

_____

Gear _____

Board __'__ _____

Fins _____

Leash _____

Wetsuit _____

Wax _____

Sunscreen _____

_____

_____

Environment Notes: _____

Animals _____

Crowd _____

Hazards _____

Trash _____

_____

Performance Notes: _____

Body Fuel Pre/Post _____

_____

Stretch _____

Recovery _____

Energy Level _____

Mental Clarity _____

Injury _____

Board Damage _____

_____

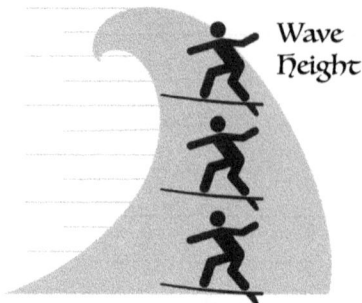

Wave Height

Break Type: beach • point • reef

_____

_____

Left / Right: moves • tubes • wipeouts

☐   ☐   _____

_____

Date _____

Time _____

Wave Shape: rolling • wall • hollow

_____

_____

Take Off: mellow • fast • late

_____

_____

Entry/Exit: channel • rocks • current

_____

_____

Bottom: sand • rock • reef • slab

_____

Sky: sunny • overcast • raining

_____

Swell Interval _____

Wind Speed _____

Water Temp _____

Use color pens to circle the degree combinations of today's swell & wind direction the compass. Draw or notate today's tide data in the graph

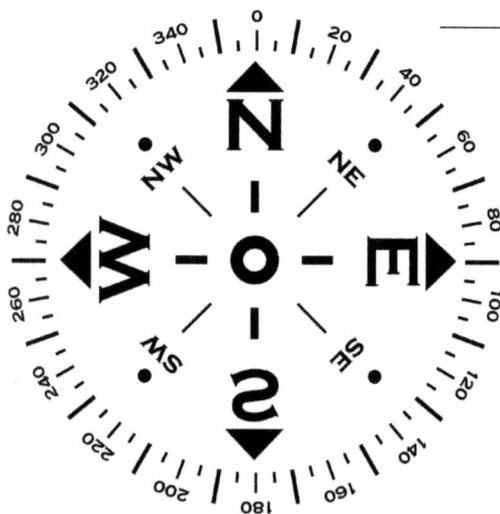

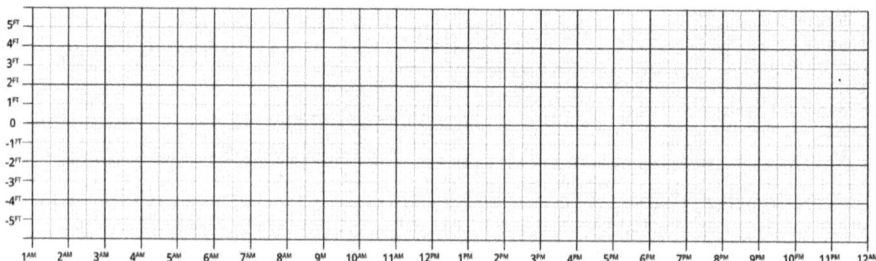

Compass rose with degree markings: 0, 20, 40, 60, 80, 100, 120, 140, 160, 180, 200, 220, 240, 260, 280, 300, 320, 340; N, NE, E, SE, S, SW, W, NW

Tide graph: 5FT, 4FT, 3FT, 2FT, 1FT, 0, -1FT, -2FT, -3FT, -4FT, -5FT

1AM 2AM 3AM 4AM 5AM 6AM 7AM 8AM 9AM 10AM 11AM 12PM 1PM 2PM 3PM 4PM 5PM 6PM 7PM 8PM 9PM 10PM 11PM 12AM

Journal _____

at _____

with _____

_____

_____

_____

Gear _____

Board ___'___ _____

Fins _____

Leash _____

Wetsuit _____

Wax _____

Sunscreen _____

_____

_____

Environment Notes: _____

Animals _____

Crowd _____

Hazards _____

Trash _____

_____

Performance Notes: _____

Body Fuel Pre/Post _____

_____

Stretch _____

Recovery _____

Energy Level _____

Mental Clarity _____

Injury _____

Board Damage _____

_____

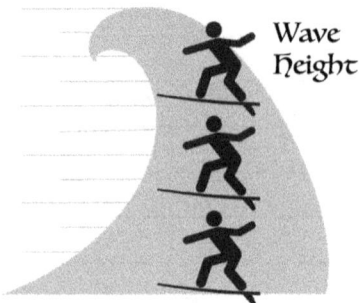

Wave Height

Break Type: beach • point • reef

_____

_____

Left / Right: moves • tubes • wipeouts

☐　☐　_____

_____

Date _____

Time _____

Wave Shape: rolling • wall • hollow

_____

_____

Take Off: mellow • fast • late

_____

_____

Entry/Exit: channel • rocks • current

_____

_____

Bottom: sand • rock • reef • slab

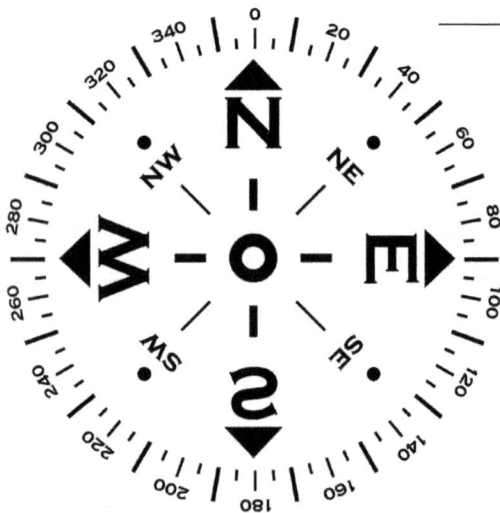

_____

Sky: sunny • overcast • raining

_____

Swell Interval _____

Wind Speed _____

Water Temp _____

Use color pens to circle the degree combinations of today's swell & wind direction the compass. Draw or notate today's tide data in the graph

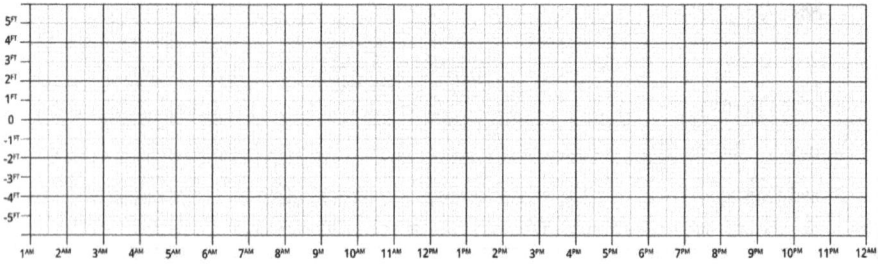

Tide graph: 5FT, 4FT, 3FT, 2FT, 1FT, 0, -1FT, -2FT, -3FT, -4FT, -5FT

1AM 2AM 3AM 4AM 5AM 6AM 7AM 8AM 9M 10AM 11AM 12PM 1PM 2PM 3PM 4PM 5PM 6PM 7PM 8PM 9PM 10PM 11PM 12AM

Journal _____

at _____

with _____

_____

_____

_____

Gear _____

Board ___'___ _____

Fins _____

Leash _____

Wetsuit _____

Wax _____

Sunscreen _____

_____

Environment Notes: _____

Animals _____

Crowd _____

Hazards _____

Trash _____

Performance Notes: _____

Body Fuel Pre/Post _____

_____

Stretch _____

Recovery _____

Energy Level _____

Mental Clarity _____

Injury _____

Board Damage _____

_____

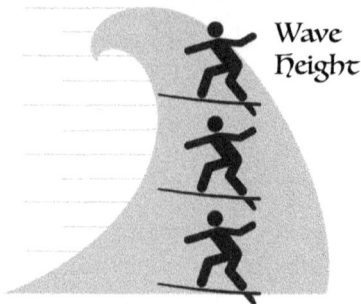

Wave Height

Break Type: beach • point • reef

_____

_____

Left / Right: moves • tubes • wipeouts

☐   ☐   _____

_____

Date _____

Time _____

Wave Shape: rolling • wall • hollow

_____

_____

Take Off: mellow • fast • late

_____

_____

Entry/Exit: channel • rocks • current

_____

_____

Bottom: sand • rock • reef • slab

_____

Sky: sunny • overcast • raining

_____

Swell Interval _____

Wind Speed _____

Water Temp _____

Use color pens to circle the degree combinations of today's swell & wind direction the compass. Draw or notate today's tide data in the graph

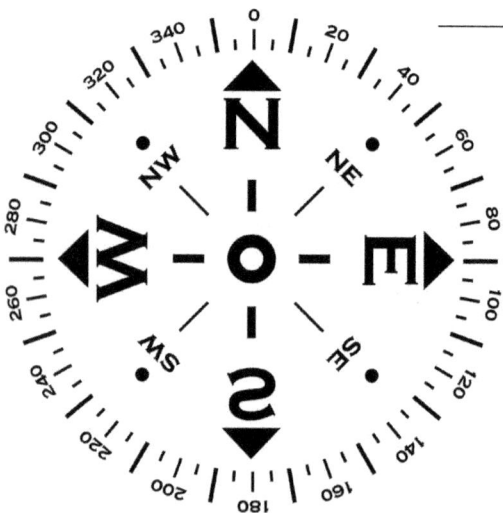

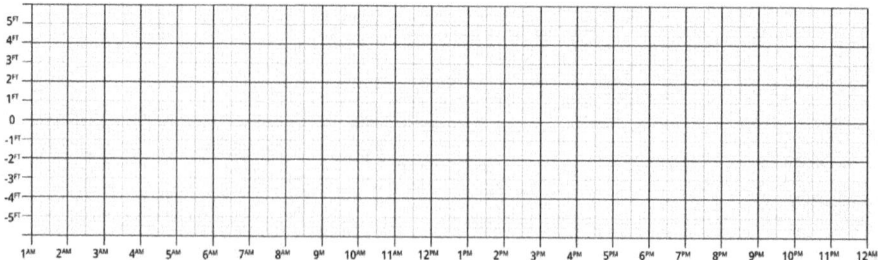

Journal _____

at _____

with _____

_____

_____

_____

Gear _____

Board __'__ _____

Fins _____

Leash _____

Wetsuit _____

Wax _____

Sunscreen _____

_____

Environment Notes: _____

Animals _____

Crowd _____

Hazards _____

Trash _____

Performance Notes: _____

Body Fuel Pre/Post _____

_____

Stretch _____

Recovery _____

Energy Level _____

Mental Clarity _____

Injury _____

Board Damage _____

_____

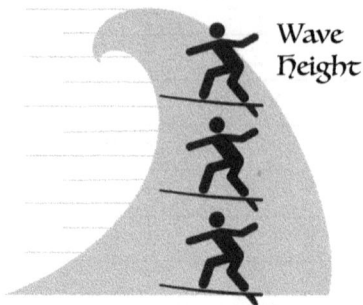

Wave Height

Break Type: beach • point • reef

Left / Right: moves • tubes • wipeouts

☐ ☐

Date _____

Time _____

Wave Shape: rolling • wall • hollow
_____
_____

Take Off: mellow • fast • late
_____
_____

Entry/Exit: channel • rocks • current
_____
_____

Bottom: sand • rock • reef • slab
_____

Sky: sunny • overcast • raining
_____

Swell Interval _____

Wind Speed _____

Water Temp _____

Use color pens to circle the degree combinations of today's swell & wind direction the compass. Draw or notate today's tide data in the graph

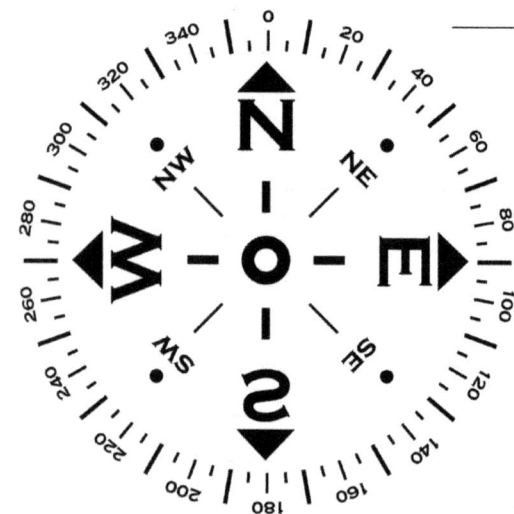

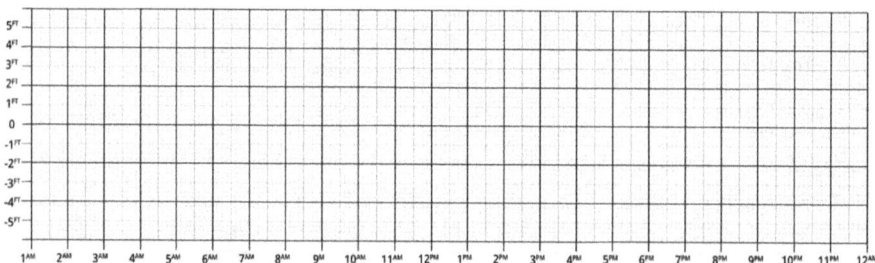

Journal _____

at _____

with _____

_____

_____

_____

Gear _____

Board ___'___ _____

Fins _____

Leash _____

Wetsuit _____

Wax _____

Sunscreen _____

_____

_____

Environment Notes: _____

Animals _____

Crowd _____

Hazards _____

Trash _____

Performance Notes: _____

Body Fuel Pre/Post _____

_____

Stretch _____

Recovery _____

Energy Level _____

Mental Clarity _____

Injury _____

Board Damage _____

_____

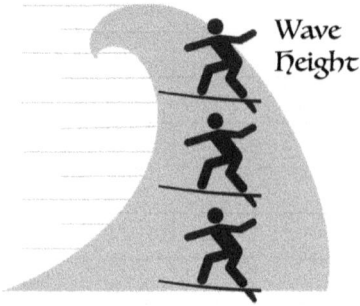

Wave Height

Break Type: beach • point • reef

_____

_____

Left / Right: moves • tubes • wipeouts

☐ ☐ _____

_____

Date _____

Time _____

Wave Shape: rolling • wall • hollow

_____

_____

Take Off: mellow • fast • late

_____

_____

Entry/Exit: channel • rocks • current

_____

_____

Bottom: sand • rock • reef • slab

_____

Sky: sunny • overcast • raining

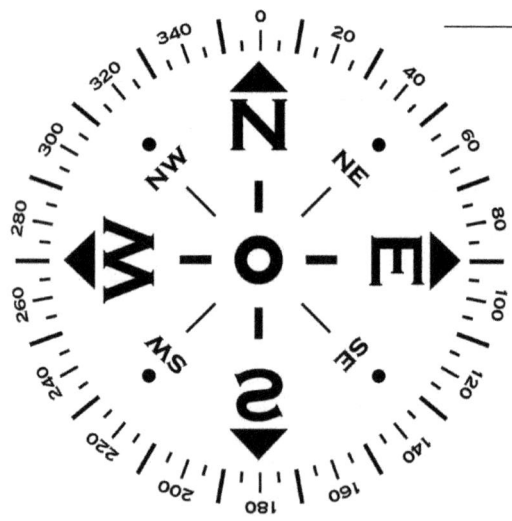

_____

Swell Interval _____

Wind Speed _____

Water Temp _____

Use color pens to circle the degree combinations of today's swell & wind direction the compass. Draw or notate today's tide data in the graph

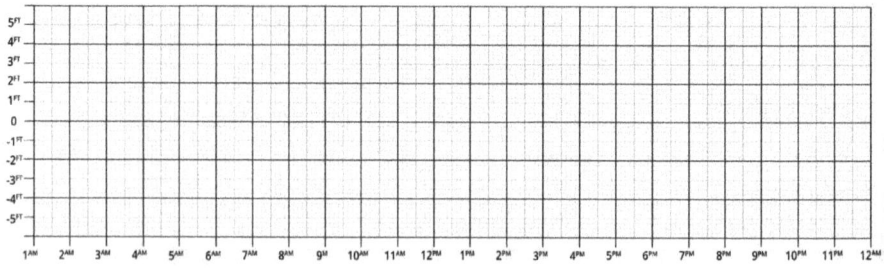

Compass with degree markings (0, 20, 40, 60, 80, 100, 120, 140, 160, 180, 200, 220, 240, 260, 280, 300, 320, 340) and directions N, NE, E, SE, S, SW, W, NW.

Tide graph with vertical axis 5FT, 4FT, 3FT, 2FT, 1FT, 0, -1FT, -2FT, -3FT, -4FT, -5FT and horizontal axis 1AM through 12PM.

Journal _____

at _____

with _____

_____

_____

_____

Gear _____

Board ___'___ _____

Fins _____

Leash _____

Wetsuit _____

Wax _____

Sunscreen _____

_____

_____

Environment Notes: _____

Animals _____

Crowd _____

Hazards _____

Trash _____

Performance Notes: _____

Body Fuel Pre/Post _____

_____

Stretch _____

Recovery _____

Energy Level _____

Mental Clarity _____

Injury _____

Board Damage _____

_____

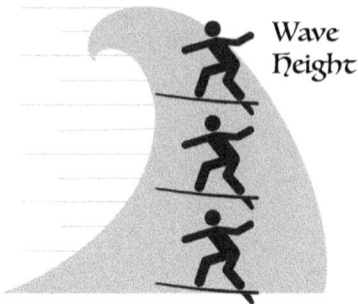

Wave Height

Break Type: beach · point · reef

_____

_____

Left / Right: moves · tubes · wipeouts

☐ ☐ _____

_____

Date _____

Time _____

Wave Shape: rolling · wall · hollow

_____

_____

Take Off: mellow · fast · late

_____

_____

Entry/Exit: channel · rocks · current

_____

_____

Bottom: sand · rock · reef · slab

_____

Sky: sunny · overcast · raining

_____

Swell Interval _____

Wind Speed _____

Water Temp _____

Use color pens to circle the degree combinations of today's swell & wind direction the compass. Draw or notate today's tide data in the graph

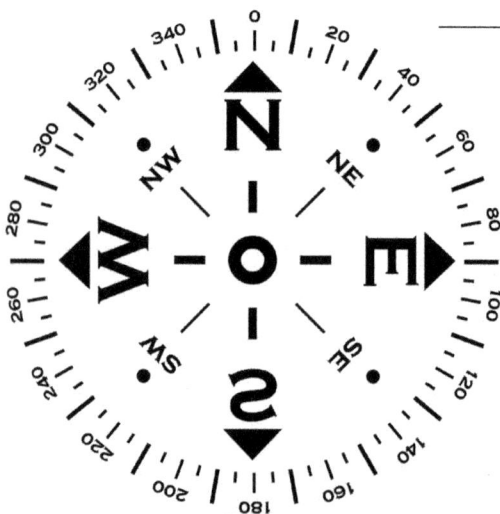

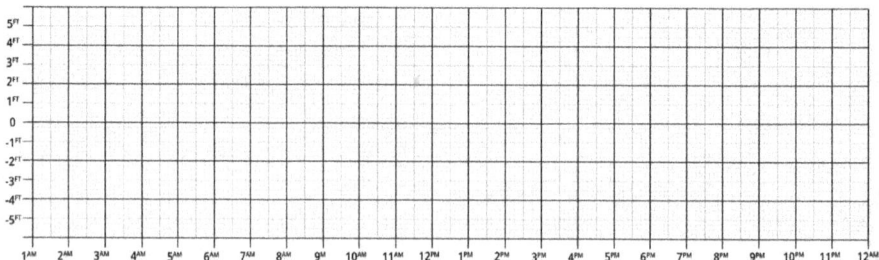

Journal _____

at _____

with _____

_____

_____

_____

Gear _____

Board ___'___ _____

Fins _____

Leash _____

Wetsuit _____

Wax _____

Sunscreen _____

_____

Environment Notes: _____

Animals _____

Crowd _____

Hazards _____

Trash _____

Performance Notes: _____

Body Fuel Pre/Post _____

Stretch _____

Recovery _____

Energy Level _____

Mental Clarity _____

Injury _____

Board Damage _____

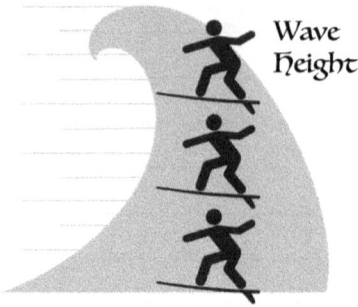

Wave Height

Break Type: beach • point • reef

_____

_____

Left / Right: moves • tubes • wipeouts

☐ ☐ _____

_____

Date _____

Time _____

Wave Shape: rolling • wall • hollow

_____

_____

Take Off: mellow • fast • late

_____

_____

Entry/Exit: channel • rocks • current

_____

_____

Bottom: sand • rock • reef • slab

_____

Sky: sunny • overcast • raining

_____

Swell Interval _____

Wind Speed _____

Water Temp _____

Use color pens to circle the degree combinations of today's swell & wind direction the compass. Draw or notate today's tide data in the graph

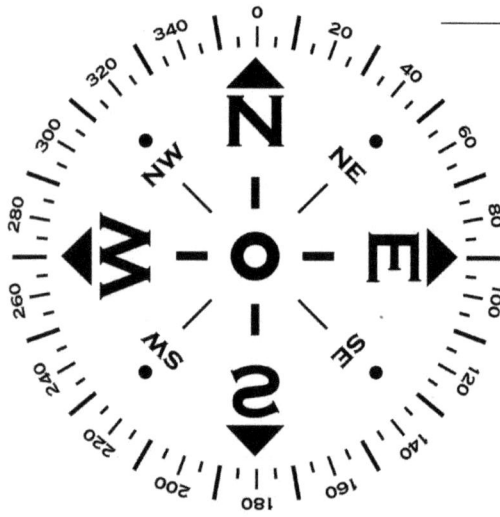

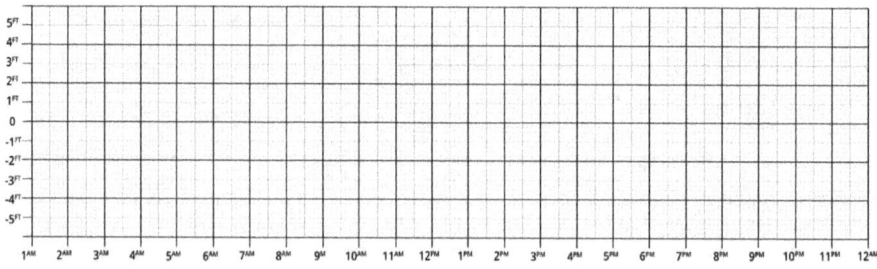

Journal _____

at _____

with _____

_____

_____

_____

Gear _____

Board ___'___ _____

Fins _____

Leash _____

Wetsuit _____

Wax _____

Sunscreen _____

_____

_____

Environment Notes: _____

Animals _____

Crowd _____

Hazards _____

Trash _____

_____

Performance Notes: _____

Body Fuel Pre/Post _____

_____

Stretch _____

Recovery _____

Energy Level _____

Mental Clarity _____

Injury _____

Board Damage _____

_____

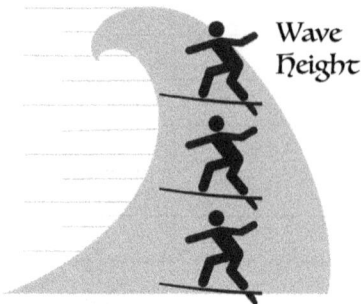

Wave Height

Date _____

Time _____

Wave Shape: rolling • wall • hollow

_____

_____

Take Off: mellow • fast • late

_____

_____

Break Type: beach • point • reef

_____

_____

Entry/Exit: channel • rocks • current

_____

_____

Left / Right: moves • tubes • wipeouts

☐   ☐   _____

_____

Bottom: sand • rock • reef • slab

_____

Sky: sunny • overcast • raining

_____

Swell Interval _____

Wind Speed _____

Water Temp _____

Use color pens to circle the degree combinations of today's swell & wind direction the compass. Draw or notate today's tide data in the graph

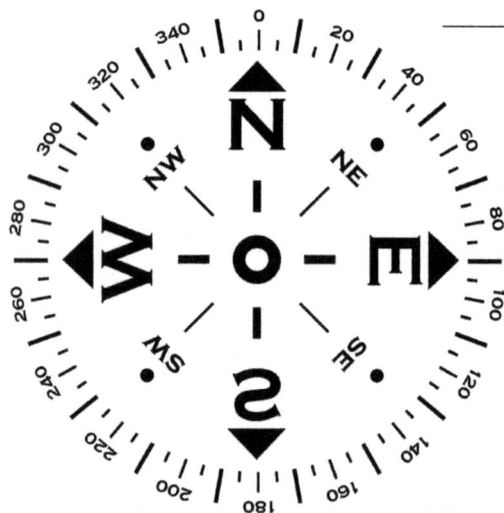

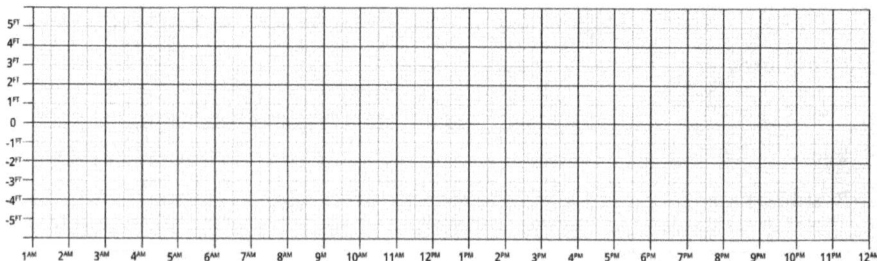

Journal

at _____

with _____

_____

_____

_____

Gear

Board ___'___ _____

Fins _____

Leash _____

Wetsuit _____

Wax _____

Sunscreen _____

_____

Environment Notes: _____

Animals _____

Crowd _____

Hazards _____

Trash _____

_____

Performance Notes: _____

Body Fuel Pre/Post _____

_____

Stretch _____

Recovery _____

Energy Level _____

Mental Clarity _____

Injury _____

Board Damage _____

_____

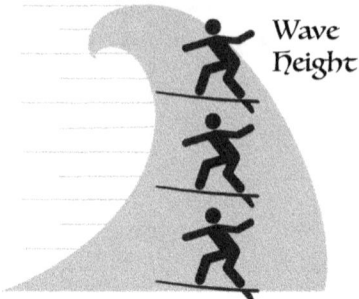

Wave Height

Break Type: beach · point · reef

Left / Right: moves · tubes · wipeouts

☐ ☐

Date _____

Time _____

Wave Shape: rolling · wall · hollow

_____

_____

Take Off: mellow · fast · late

_____

_____

Entry/Exit: channel · rocks · current

_____

_____

Bottom: sand · rock · reef · slab

_____

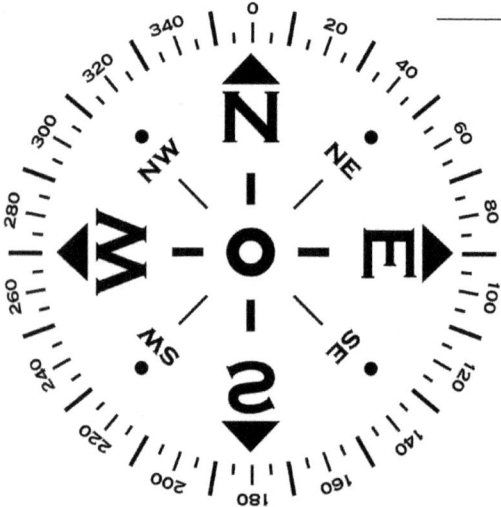

Sky: sunny · overcast · raining

_____

Swell Interval _____

Wind Speed _____

Water Temp _____

Use color pens to circle the degree combinations of today's swell & wind direction the compass. Draw or notate today's tide data in the graph

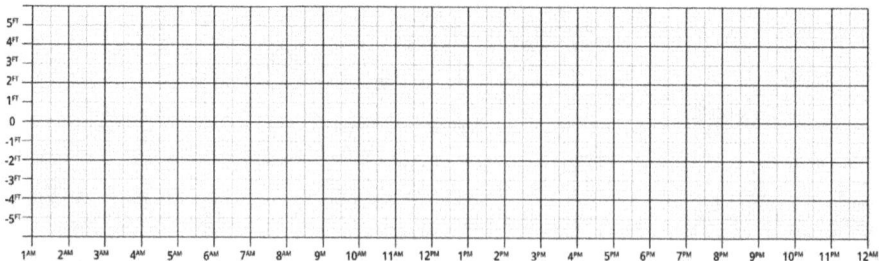

Journal

at _____

with _____

_____

_____

_____

Gear

Board ___'___ _____

Fins _____

Leash _____

Wetsuit _____

Wax _____

Sunscreen _____

_____

Environment Notes:

Animals _____

Crowd _____

Hazards _____

Trash _____

Performance Notes:

Body Fuel Pre/Post _____

_____

Stretch _____

Recovery _____

Energy Level _____

Mental Clarity _____

Injury _____

Board Damage _____

_____

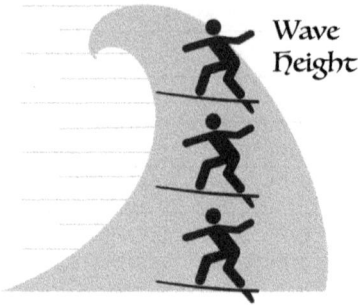

Wave Height

Break Type: beach • point • reef

_____

_____

Left / Right: moves • tubes • wipeouts

☐   ☐   _____

_____

Date _____

Time _____

Wave Shape: rolling • wall • hollow

_____

_____

Take Off: mellow • fast • late

_____

_____

Entry/Exit: channel • rocks • current

_____

_____

Bottom: sand • rock • reef • slab

_____

Sky: sunny • overcast • raining

_____

Swell Interval _____

Wind Speed _____

Water Temp _____

Use color pens to circle the degree combinations of today's swell & wind direction the compass. Draw or notate today's tide data in the graph

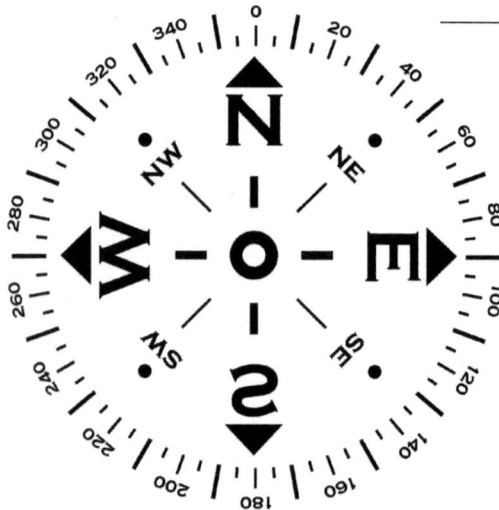

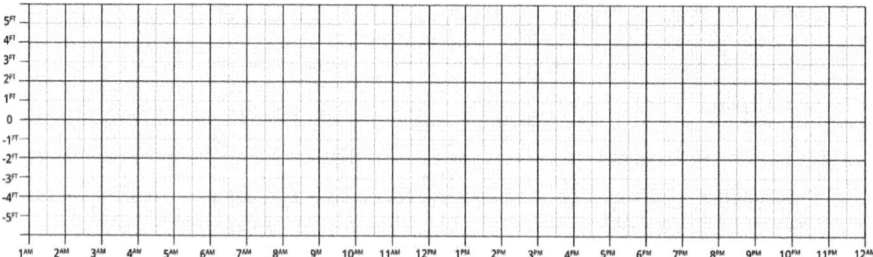

Journal _____

at _____

with _____

_____

_____

_____

Gear _____

Board ___'___ _____

Fins _____

Leash _____

Wetsuit _____

Wax _____

Sunscreen _____

_____

_____

Environment Notes: _____

Animals _____

Crowd _____

Hazards _____

Trash _____

_____

Performance Notes: _____

Body Fuel Pre/Post _____

_____

Stretch _____

Recovery _____

Energy Level _____

Mental Clarity _____

Injury _____

Board Damage _____

_____

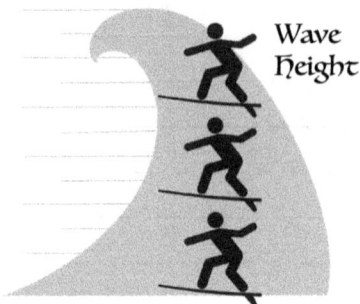

Wave Height

Break Type: beach • point • reef

_____

_____

Left / Right: moves • tubes • wipeouts

☐ ☐ _____

_____

Date _____

Time _____

Wave Shape: rolling • wall • hollow

_____

_____

Take Off: mellow • fast • late

_____

_____

Entry/Exit: channel • rocks • current

_____

_____

Bottom: sand • rock • reef • slab

_____

Sky: sunny • overcast • raining

_____

Swell Interval _____

Wind Speed _____

Water Temp _____

Use color pens to circle the degree combinations of today's swell & wind direction the compass. Draw or notate today's tide data in the graph

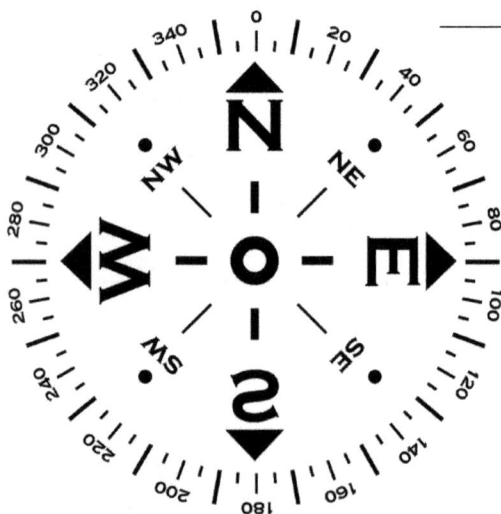

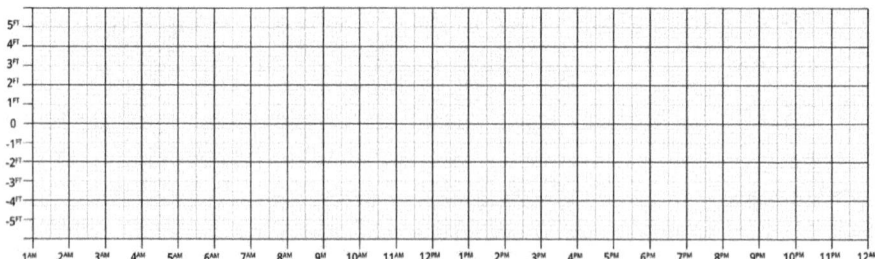

Journal _____

at _____

with _____

_____

_____

_____

Gear _____

Board ___'___ _____

Fins _____

Leash _____

Wetsuit _____

Wax _____

Sunscreen _____

_____

_____

Environment Notes: _____

Animals _____

Crowd _____

Hazards _____

Trash _____

_____

Performance Notes: _____

Body Fuel Pre/Post _____

_____

Stretch _____

Recovery _____

Energy Level _____

Mental Clarity _____

Injury _____

Board Damage _____

_____

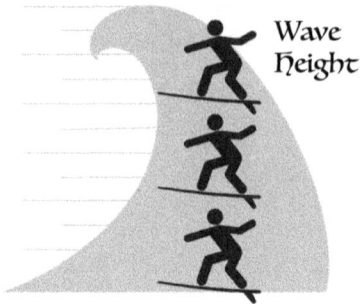

Wave Height

Date _____

Time _____

Wave Shape: rolling · wall · hollow
_____
_____

Break Type: beach · point · reef
_____
_____

Take Off: mellow · fast · late
_____
_____

Left / Right: moves · tubes · wipeouts
☐   ☐   _____
_____

Entry/Exit: channel · rocks · current
_____
_____

Bottom: sand · rock · reef · slab
_____

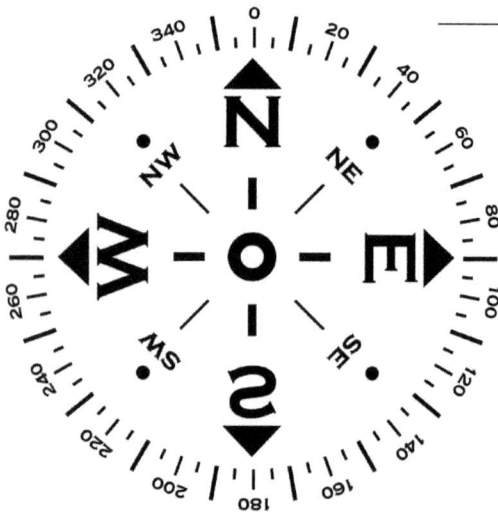

Sky: sunny · overcast · raining
_____

Swell Interval _____

Wind Speed _____

Water Temp _____

Use color pens to circle the degree combinations of today's swell & wind direction the compass. Draw or notate today's tide data in the graph

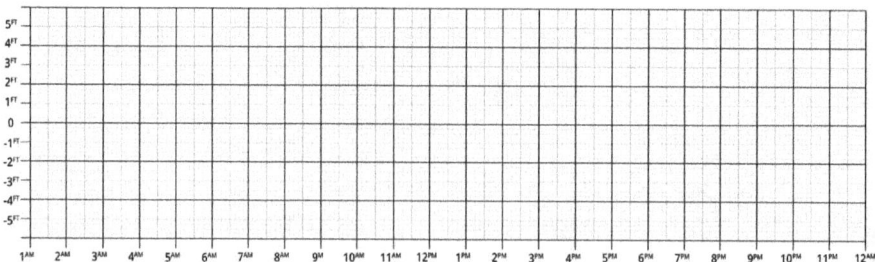

Journal _____

at _____

with _____

_____

_____

_____

Gear _____

Board ___'___ _____

Fins _____

Leash _____

Wetsuit _____

Wax _____

Sunscreen _____

_____

_____

Environment Notes: _____

Animals _____

Crowd _____

Hazards _____

Trash _____

_____

Performance Notes: _____

Body Fuel Pre/Post _____

_____

Stretch _____

Recovery _____

Energy Level _____

Mental Clarity _____

Injury _____

Board Damage _____

_____

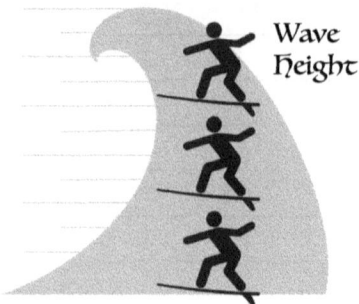

Wave Height

Break Type: beach • point • reef

_____

_____

Left / Right: moves • tubes • wipeouts

☐ ☐ _____

_____

Date _____

Time _____

Wave Shape: rolling • wall • hollow

_____

_____

Take Off: mellow • fast • late

_____

_____

Entry/Exit: channel • rocks • current

_____

_____

Bottom: sand • rock • reef • slab

_____

Sky: sunny • overcast • raining

_____

Swell Interval _____

Wind Speed _____

Water Temp _____

Use color pens to circle the degree combinations of today's swell & wind direction the compass. Draw or notate today's tide data in the graph

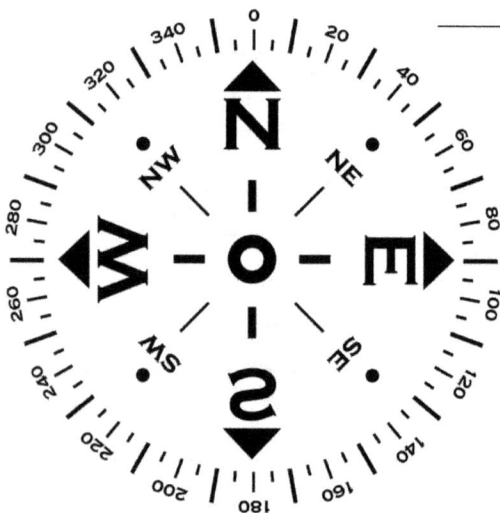

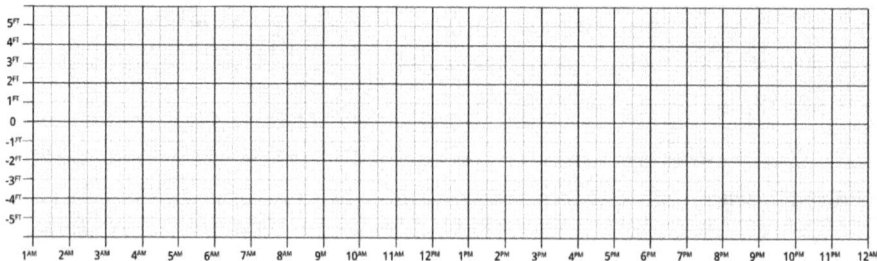

Journal

at _____

with _____

_____

_____

_____

Gear

Board ___'___ _____

Fins _____

Leash _____

Wetsuit _____

Wax _____

Sunscreen _____

_____

_____

Environment Notes: _____

Animals _____

Crowd _____

Hazards _____

Trash _____

_____

Performance Notes: _____

Body Fuel Pre/Post _____

_____

Stretch _____

Recovery _____

Energy Level _____

Mental Clarity _____

Injury _____

Board Damage _____

_____

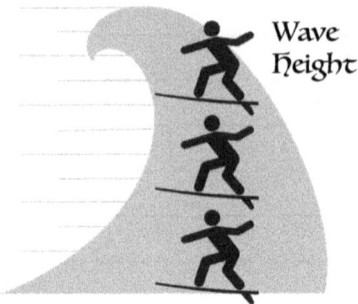

Wave Height

Break Type: beach • point • reef

_____

Left / Right: moves • tubes • wipeouts

☐   ☐   _____

_____

Date _____

Time _____

Wave Shape: rolling • wall • hollow

_____

_____

Take Off: mellow • fast • late

_____

_____

Entry/Exit: channel • rocks • current

_____

_____

Bottom: sand • rock • reef • slab

_____

Sky: sunny • overcast • raining

_____

Swell Interval _____

Wind Speed _____

Water Temp _____

Use color pens to circle the degree combinations of today's swell & wind direction the compass. Draw or notate today's tide data in the graph

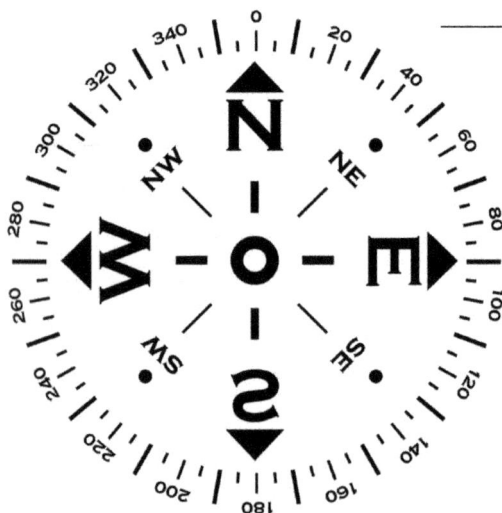

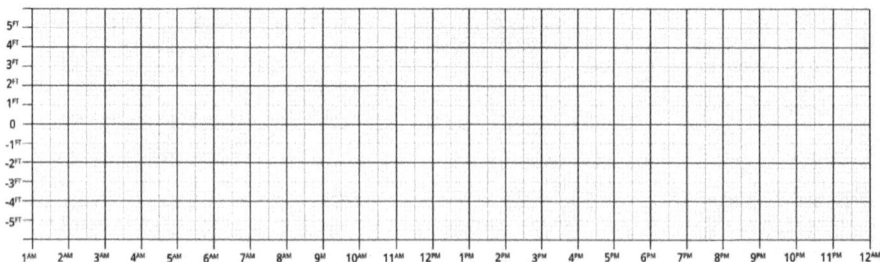

Compass markings: 0, 20, 40, 60, 80, 100, 120, 140, 160, 180, 200, 220, 240, 260, 280, 300, 320, 340
N, NE, E, SE, S, SW, W, NW

Tide graph (FT): 5, 4, 3, 2, 1, 0, -1, -2, -3, -4, -5
Time axis: 1AM 2AM 3AM 4AM 5AM 6AM 7AM 8AM 9AM 10AM 11AM 12PM 1PM 2PM 3PM 4PM 5PM 6PM 7PM 8PM 9PM 10PM 11PM 12PM

Journal _____

at _____

with _____

_____

_____

_____

Gear _____

Board ___'___ _____

Fins _____

Leash _____

Wetsuit _____

Wax _____

Sunscreen _____

_____

Environment Notes: _____

Animals _____

Crowd _____

Hazards _____

Trash _____

Performance Notes: _____

Body Fuel Pre/Post _____

Stretch _____

Recovery _____

Energy Level _____

Mental Clarity _____

Injury _____

Board Damage _____

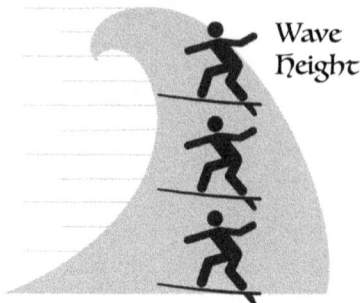

Wave Height

Break Type: beach · point · reef

_____

_____

Left / Right: moves · tubes · wipeouts

☐   ☐   _____

_____

Date _____

Time _____

Wave Shape: rolling · wall · hollow

_____

_____

Take Off: mellow · fast · late

_____

_____

Entry/Exit: channel · rocks · current

_____

_____

Bottom: sand · rock · reef · slab

_____

Sky: sunny · overcast · raining

_____

Swell Interval _____

Wind Speed _____

Water Temp _____

Use color pens to circle the degree combinations of today's swell & wind direction the compass. Draw or notate today's tide data in the graph

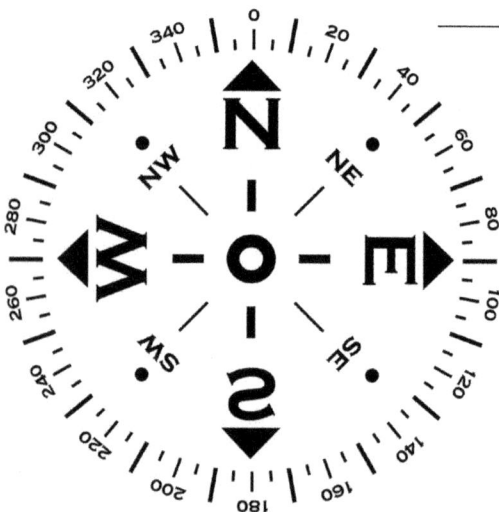

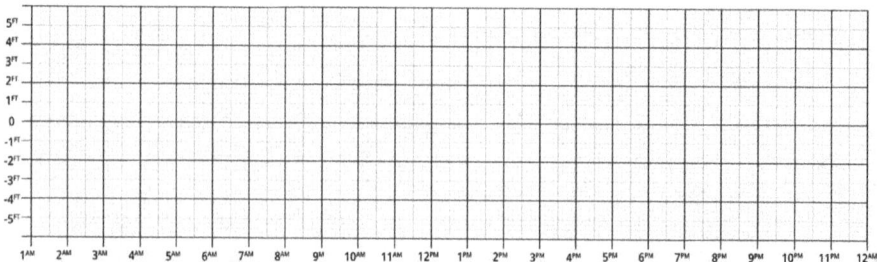

Journal _____

at _____

with _____

_____

_____

_____

Gear _____

Board ___'___ _____

Fins _____

Leash _____

Wetsuit _____

Wax _____

Sunscreen _____

_____

Environment Notes: _____

Animals _____

Crowd _____

Hazards _____

Trash _____

Performance Notes: _____

Body Fuel Pre/Post _____

Stretch _____

Recovery _____

Energy Level _____

Mental Clarity _____

Injury _____

Board Damage _____

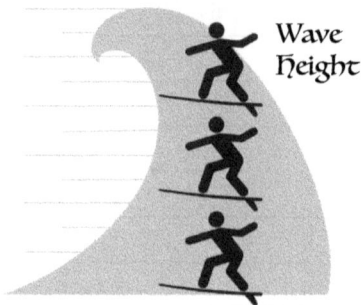

Wave Height

Break Type: beach · point · reef

Left / Right: moves · tubes · wipeouts

☐   ☐

Date _____

Time _____

Wave Shape: rolling · wall · hollow

_____

Take Off: mellow · fast · late

_____

Entry/Exit: channel · rocks · current

_____

Bottom: sand · rock · reef · slab

_____

Sky: sunny · overcast · raining

_____

Swell Interval _____

Wind Speed _____

Water Temp _____

Use color pens to circle the degree combinations of today's swell & wind direction the compass. Draw or notate today's tide data in the graph

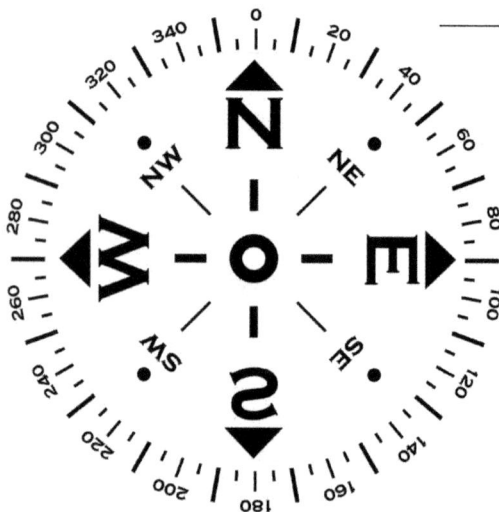

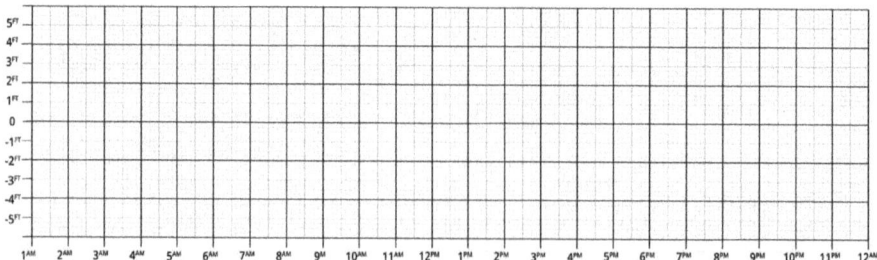

Journal _____

at _____

with _____

_____

_____

_____

Gear _____

Board ___'___ _____

Fins _____

Leash _____

Wetsuit _____

Wax _____

Sunscreen _____

_____

Environment Notes: _____

Animals _____

Crowd _____

Hazards _____

Trash _____

Performance Notes: _____

Body Fuel Pre/Post _____

Stretch _____

Recovery _____

Energy Level _____

Mental Clarity _____

Injury _____

Board Damage _____

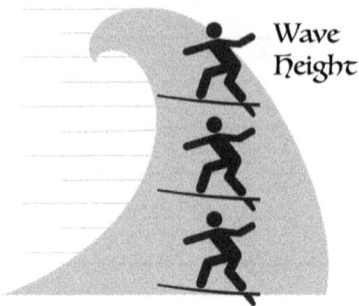

Wave Height

Break Type: beach • point • reef

_____

_____

Left / Right: moves • tubes • wipeouts

☐   ☐   _____

Date _____

Time _____

Wave Shape: rolling • wall • hollow

_____

_____

Take Off: mellow • fast • late

_____

_____

Entry/Exit: channel • rocks • current

_____

_____

Bottom: sand • rock • reef • slab

_____

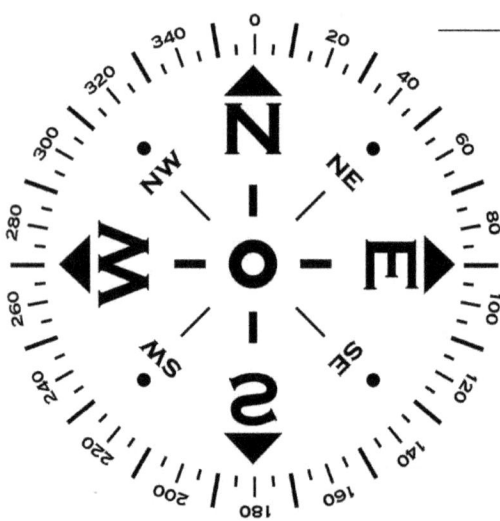

Sky: sunny • overcast • raining

_____

Swell Interval _____

Wind Speed _____

Water Temp _____

Use color pens to circle the degree combinations of today's swell & wind direction the compass. Draw or notate today's tide data in the graph

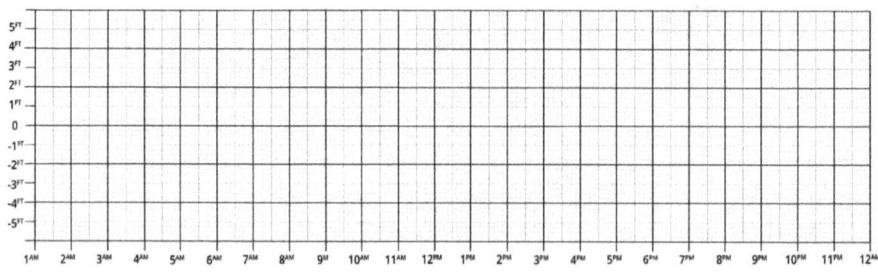

Journal _____

at _____

with _____

_____

_____

_____

Gear _____

Board ___'___ _____

Fins _____

Leash _____

Wetsuit _____

Wax _____

Sunscreen _____

_____

Environment Notes: _____

Animals _____

Crowd _____

Hazards _____

Trash _____

_____

Performance Notes: _____

Body Fuel Pre/Post _____

_____

Stretch _____

Recovery _____

Energy Level _____

Mental Clarity _____

Injury _____

Board Damage _____

_____

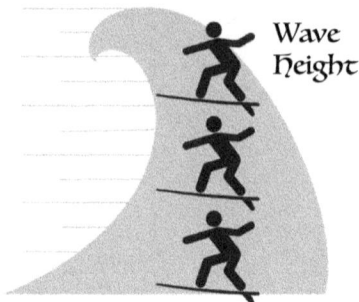

Wave Height

Break Type: beach • point • reef

_____

_____

Left / Right: moves • tubes • wipeouts

☐ ☐ _____

_____

Date _____

Time _____

Wave Shape: rolling • wall • hollow

_____

_____

Take Off: mellow • fast • late

_____

_____

Entry/Exit: channel • rocks • current

_____

_____

Bottom: sand • rock • reef • slab

_____

Sky: sunny • overcast • raining

_____

Swell Interval _____

Wind Speed _____

Water Temp _____

Use color pens to circle the degree combinations of today's swell & wind direction the compass. Draw or notate today's tide data in the graph

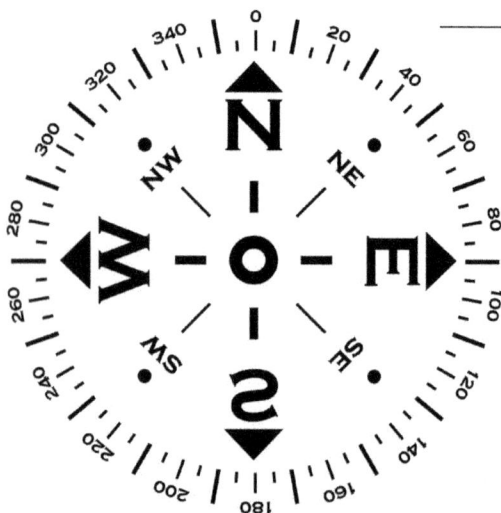

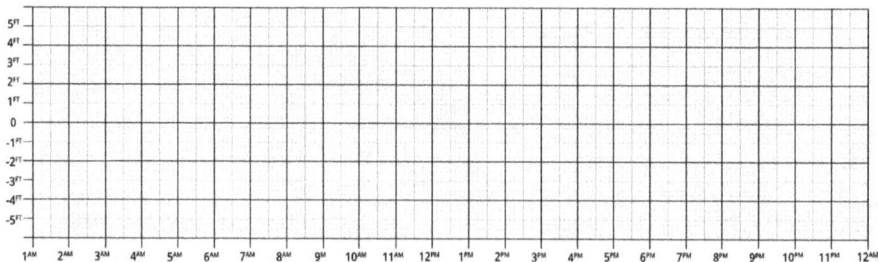

Journal _____

at _____

with _____

_____

_____

_____

Gear _____

Board ___'___ _____

Fins _____

Leash _____

Wetsuit _____

Wax _____

Sunscreen _____

_____

Environment Notes: _____

Animals _____

Crowd _____

Hazards _____

Trash _____

Performance Notes: _____

Body Fuel Pre/Post _____

Stretch _____

Recovery _____

Energy Level _____

Mental Clarity _____

Injury _____

Board Damage _____

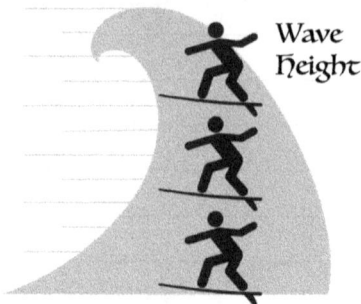

Wave Height

Break Type: beach · point · reef

_____

Left / Right: moves · tubes · wipeouts

☐   ☐   _____

_____

Date _____

Time _____

Wave Shape: rolling · wall · hollow

_____

_____

Take Off: mellow · fast · late

_____

_____

Entry/Exit: channel · rocks · current

_____

_____

Bottom: sand · rock · reef · slab

_____

Sky: sunny · overcast · raining

_____

Swell Interval _____

Wind Speed _____

Water Temp _____

Use color pens to circle the degree combinations of today's swell & wind direction the compass. Draw or notate today's tide data in the graph

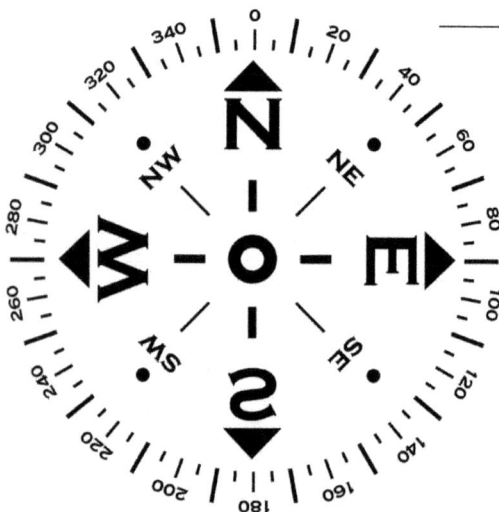

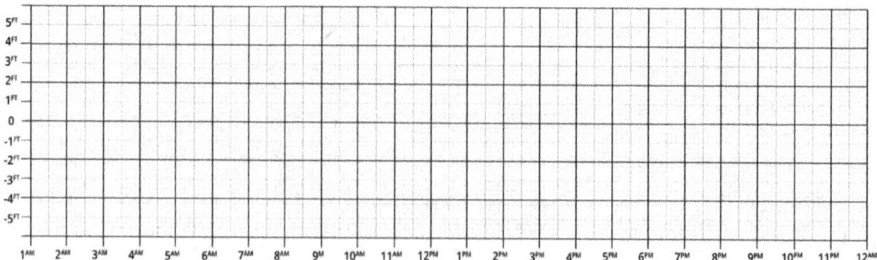

Journal _____

at _____

with _____

_____

_____

_____

Gear _____

Board ___'___ _____

Fins _____

Leash _____

Wetsuit _____

Wax _____

Sunscreen _____

_____

Environment Notes: _____

Animals _____

Crowd _____

Hazards _____

Trash _____

Performance Notes: _____

Body Fuel Pre/Post _____

Stretch _____

Recovery _____

Energy Level _____

Mental Clarity _____

Injury _____

Board Damage _____

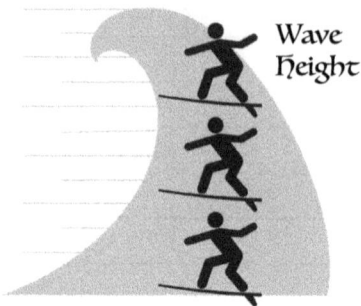

Wave Height

Date _____

Time _____

Wave Shape: rolling • wall • hollow

_____

_____

Take Off: mellow • fast • late

_____

_____

Break Type: beach • point • reef

_____

_____

Entry/Exit: channel • rocks • current

_____

_____

Left / Right: moves • tubes • wipeouts

☐ ☐ _____

_____

Bottom: sand • rock • reef • slab

_____

Sky: sunny • overcast • raining

_____

Swell Interval _____

Wind Speed _____

Water Temp _____

Use color pens to circle the degree combinations of today's swell & wind direction the compass. Draw or notate today's tide data in the graph

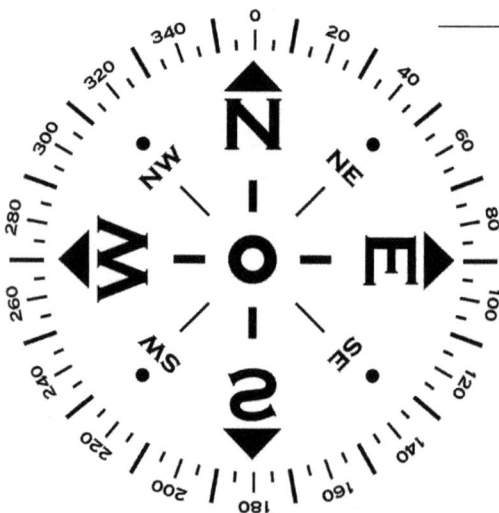

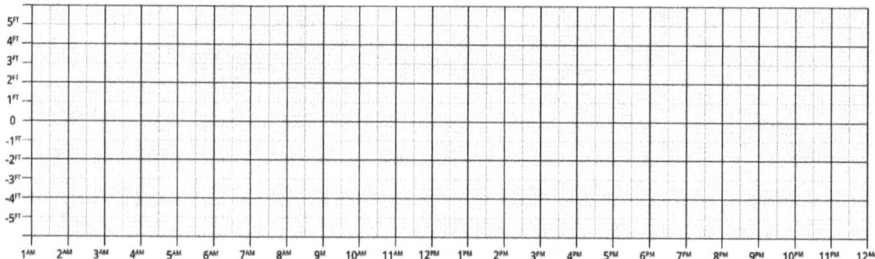

Journal

at _____

with _____

_____

_____

_____

Gear

Board ___'___ _____

Fins _____

Leash _____

Wetsuit _____

Wax _____

Sunscreen _____

_____

Environment Notes: _____

Animals _____

Crowd _____

Hazards _____

Trash _____

Performance Notes: _____

Body Fuel Pre/Post _____

_____

Stretch _____

Recovery _____

Energy Level _____

Mental Clarity _____

Injury _____

Board Damage _____

_____

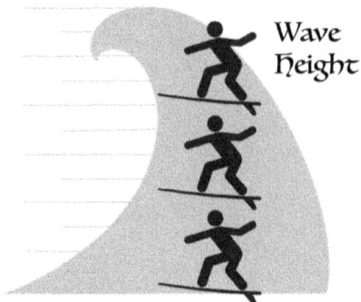

Wave Height

Date _____

Time _____

Wave Shape: rolling · wall · hollow
_____
_____

Take Off: mellow · fast · late
_____
_____

Break Type: beach · point · reef
_____
_____

Entry/Exit: channel · rocks · current
_____
_____

Left / Right: moves · tubes · wipeouts
☐ ☐ _____
_____

Bottom: sand · rock · reef · slab
_____

Sky: sunny · overcast · raining
_____

Swell Interval _____

Wind Speed _____

Water Temp _____

Use color pens to circle the degree combinations of today's swell & wind direction the compass. Draw or notate today's tide data in the graph

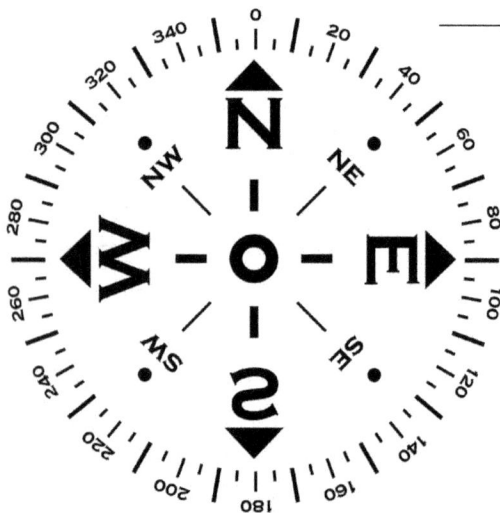

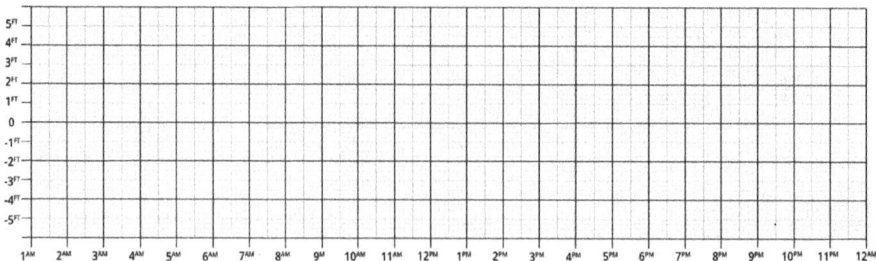

Journal _____

at _____

with _____

_____

_____

_____

Gear _____

Board ___'___ _____

Fins _____

Leash _____

Wetsuit _____

Wax _____

Sunscreen _____

_____

Environment Notes: _____

Animals _____

Crowd _____

Hazards _____

Trash _____

Performance Notes: _____

Body Fuel Pre/Post _____

_____

Stretch _____

Recovery _____

Energy Level _____

Mental Clarity _____

Injury _____

Board Damage _____

_____

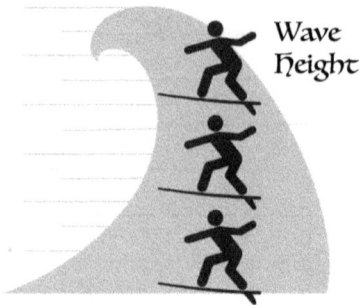

Wave Height

Date _____

Time _____

Wave Shape: rolling · wall · hollow

_____

_____

Take Off: mellow · fast · late

_____

_____

Break Type: beach · point · reef

_____

_____

Entry/Exit: channel · rocks · current

_____

_____

Left / Right: moves · tubes · wipeouts

☐ ☐ _____

Bottom: sand · rock · reef · slab

_____

Sky: sunny · overcast · raining

_____

Swell Interval _____

Wind Speed _____

Water Temp _____

Use color pens to circle the degree combinations of today's swell & wind direction the compass. Draw or notate today's tide data in the graph

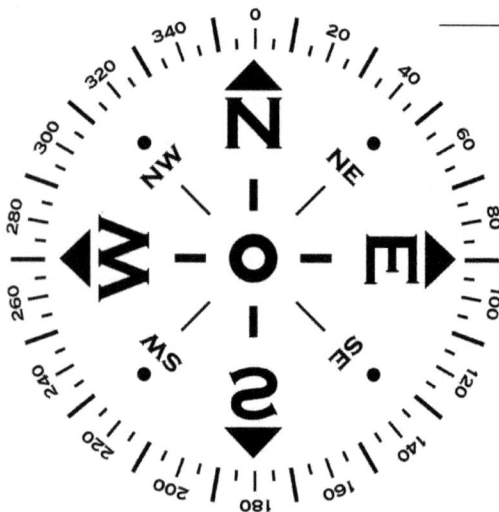

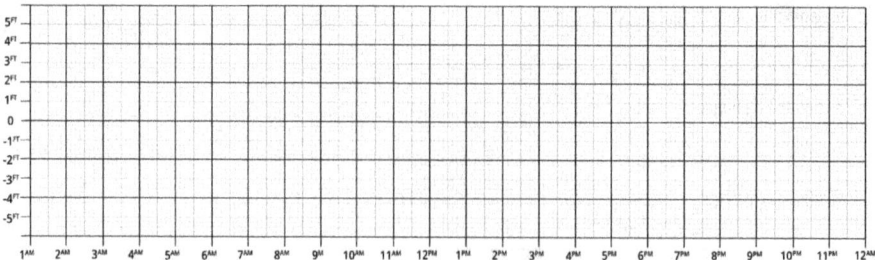

Compass markings: 0, 20, 40, 60, 80, 100, 120, 140, 160, 180, 200, 220, 240, 260, 280, 300, 320, 340

N · NW · NE · W · E · SW · SE · S

Tide graph: 5FT, 4FT, 3FT, 2FT, 1FT, 0, -1FT, -2FT, -3FT, -4FT, -5FT

1AM 2AM 3AM 4AM 5AM 6AM 7AM 8AM 9M 10AM 11AM 12PM 1PM 2PM 3PM 4PM 5PM 6PM 7PM 8PM 9PM 10PM 11PM 12PM

Journal

at _____

with _____

_____

_____

_____

Gear

Board __'__ _____

Fins _____

Leash _____

Wetsuit _____

Wax _____

Sunscreen _____

_____

Environment Notes: _____

Animals _____

Crowd _____

Hazards _____

Trash _____

Performance Notes: _____

Body Fuel Pre/Post _____

_____

Stretch _____

Recovery _____

Energy Level _____

Mental Clarity _____

Injury _____

Board Damage _____

_____

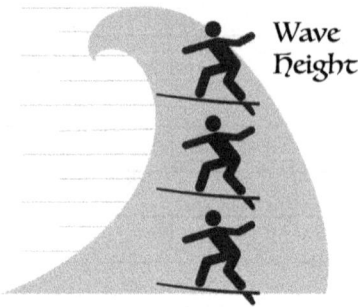

Wave Height

Break Type: beach • point • reef

_____

_____

Left / Right: moves • tubes • wipeouts

☐ ☐ _____

_____

Date _____

Time _____

Wave Shape: rolling • wall • hollow

_____

_____

Take Off: mellow • fast • late

_____

_____

Entry/Exit: channel • rocks • current

_____

_____

Bottom: sand • rock • reef • slab

_____

Sky: sunny • overcast • raining

_____

Swell Interval _____

Wind Speed _____

Water Temp _____

Use color pens to circle the degree combinations of today's swell & wind direction the compass. Draw or notate today's tide data in the graph

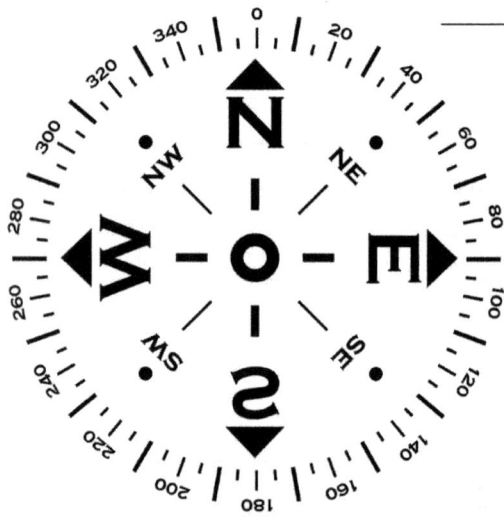

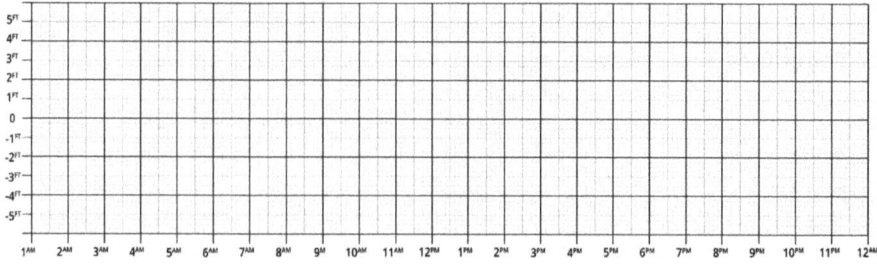

Compass dial with markings: 0, 20, 40, 60, 80, 100, 120, 140, 160, 180, 200, 220, 240, 260, 280, 300, 320, 340. N, NE, E, SE, S, SW, W, NW.

Tide graph: vertical axis 5FT, 4FT, 3FT, 2FT, 1FT, 0, -1FT, -2FT, -3FT, -4FT, -5FT. Horizontal axis: 1AM, 2AM, 3AM, 4AM, 5AM, 6AM, 7AM, 8AM, 9AM, 10AM, 11AM, 12PM, 1PM, 2PM, 3PM, 4PM, 5PM, 6PM, 7PM, 8PM, 9PM, 10PM, 11PM, 12AM

Journal _____

at _____

with _____

_____

_____

_____

Gear _____

Board ___'___ _____

Fins _____

Leash _____

Wetsuit _____

Wax _____

Sunscreen _____

_____

_____

Environment Notes: _____

Animals _____

Crowd _____

Hazards _____

Trash _____

_____

Performance Notes: _____

Body Fuel Pre/Post _____

_____

Stretch _____

Recovery _____

Energy Level _____

Mental Clarity _____

Injury _____

Board Damage _____

_____

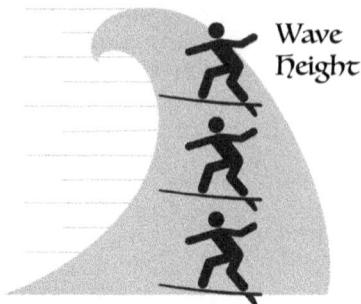

Wave Height

Break Type: beach • point • reef

Left / Right: moves • tubes • wipeouts

☐ ☐ _____

Date _____

Time _____

Wave Shape: rolling • wall • hollow

_____

_____

Take Off: mellow • fast • late

_____

_____

Entry/Exit: channel • rocks • current

_____

_____

Bottom: sand • rock • reef • slab

_____

Sky: sunny • overcast • raining

_____

Swell Interval _____

Wind Speed _____

Water Temp _____

Use color pens to circle the degree combinations of today's swell & wind direction the compass. Draw or notate today's tide data in the graph

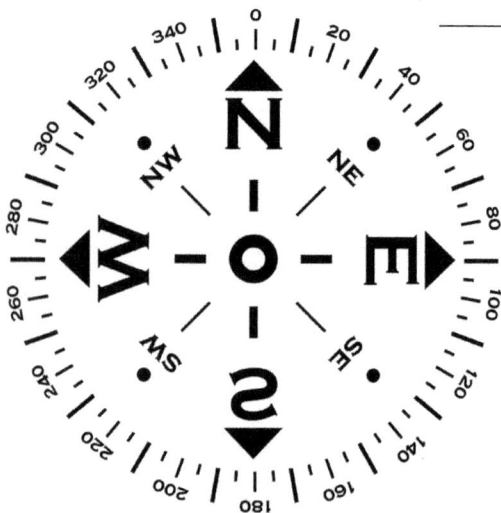

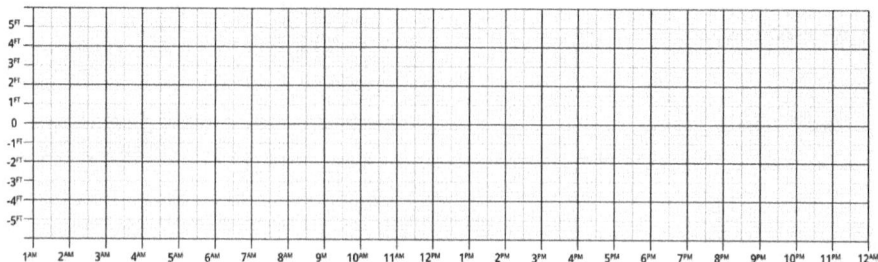

Journal

at _____

with _____

_____

_____

_____

Gear

Board ___'___ _____

Fins _____

Leash _____

Wetsuit _____

Wax _____

Sunscreen _____

_____

Environment Notes: _____

Animals _____

Crowd _____

Hazards _____

Trash _____

Performance Notes: _____

Body Fuel Pre/Post _____

Stretch _____

Recovery _____

Energy Level _____

Mental Clarity _____

Injury _____

Board Damage _____

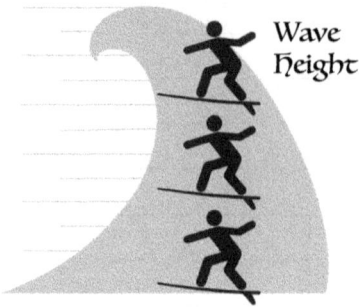

Wave Height

Break Type: beach · point · reef

_____

Left / Right: moves · tubes · wipeouts

☐   ☐   _____

Date _____

Time _____

Wave Shape: rolling · wall · hollow

_____

_____

Take Off: mellow · fast · late

_____

_____

Entry/Exit: channel · rocks · current

_____

_____

Bottom: sand · rock · reef · slab

_____

Sky: sunny · overcast · raining

_____

Swell Interval _____

Wind Speed _____

Water Temp _____

Use color pens to circle the degree combinations of today's swell & wind direction the compass. Draw or notate today's tide data in the graph

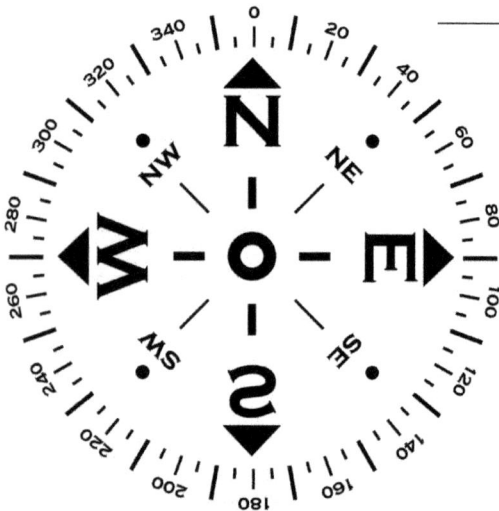

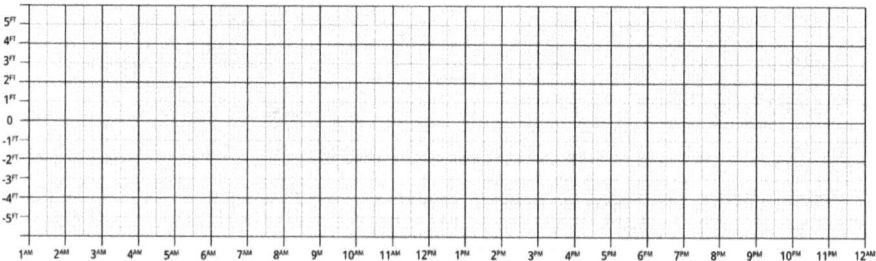

Journal _____

at _____

with _____

_____

_____

_____

Gear _____

Board ___'___ _____

Fins _____

Leash _____

Wetsuit _____

Wax _____

Sunscreen _____

_____

Environment Notes: _____

Animals _____

Crowd _____

Hazards _____

Trash _____

Performance Notes: _____

Body Fuel Pre/Post _____

Stretch _____

Recovery _____

Energy Level _____

Mental Clarity _____

Injury _____

Board Damage _____

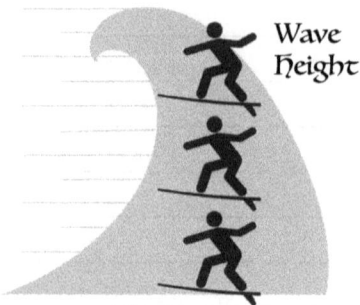

Wave Height

Break Type: beach • point • reef

_____

_____

Left / Right: moves • tubes • wipeouts

☐ ☐ _____

_____

Date _____

Time _____

Wave Shape: rolling • wall • hollow

_____

_____

Take Off: mellow • fast • late

_____

_____

Entry/Exit: channel • rocks • current

_____

_____

Bottom: sand • rock • reef • slab

_____

Sky: sunny • overcast • raining

_____

Swell Interval _____

Wind Speed _____

Water Temp _____

Use color pens to circle the degree combinations of today's swell & wind direction the compass. Draw or notate today's tide data in the graph

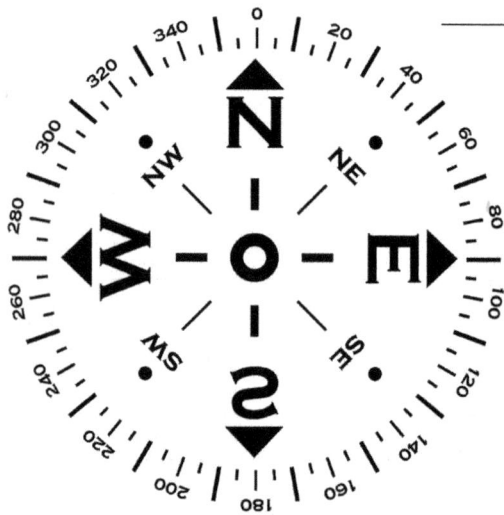

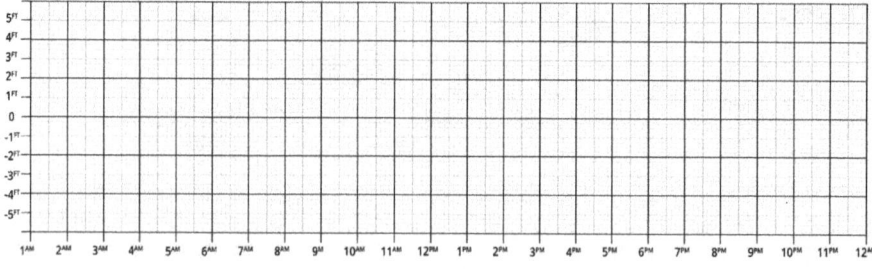

Journal _____

at _____

with _____

_____

_____

_____

Gear _____

Board ___'___ _____

Fins _____

Leash _____

Wetsuit _____

Wax _____

Sunscreen _____

_____

Environment Notes: _____

Animals _____

Crowd _____

Hazards _____

Trash _____

Performance Notes: _____

Body Fuel Pre/Post _____

_____

Stretch _____

Recovery _____

Energy Level _____

Mental Clarity _____

Injury _____

Board Damage _____

_____

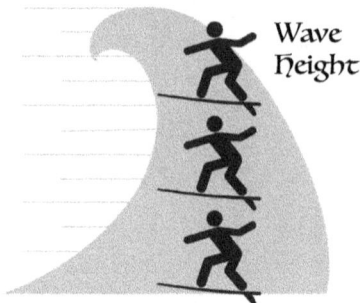

Wave Height

Break Type: beach · point · reef

_____

_____

Left / Right: moves · tubes · wipeouts

☐ ☐ _____

_____

Date _____

Time _____

Wave Shape: rolling · wall · hollow

_____

_____

Take Off: mellow · fast · late

_____

_____

Entry/Exit: channel · rocks · current

_____

_____

Bottom: sand · rock · reef · slab

_____

Sky: sunny · overcast · raining

_____

Swell Interval _____

Wind Speed _____

Water Temp _____

Use color pens to circle the degree combinations of today's swell & wind direction the compass. Draw or notate today's tide data in the graph

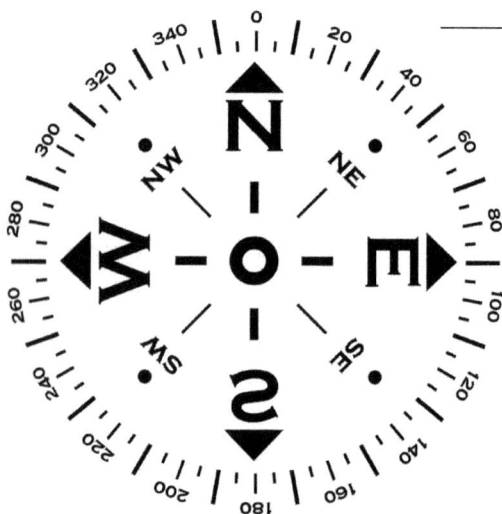

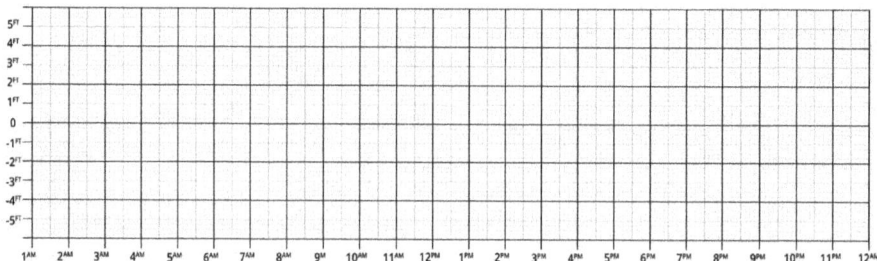

Compass rose with N, NE, E, SE, S, SW, W, NW and degree markings from 0 to 340.

Tide graph with vertical axis 5FT, 4FT, 3FT, 2FT, 1FT, 0, -1FT, -2FT, -3FT, -4FT, -5FT and horizontal axis 1AM through 12AM.

Journal _____

at _____

with _____

_____

_____

_____

Gear _____

Board ___'___ _____

Fins _____

Leash _____

Wetsuit _____

Wax _____

Sunscreen _____

_____

Environment Notes: _____

Animals _____

Crowd _____

Hazards _____

Trash _____

Performance Notes: _____

Body Fuel Pre/Post _____

_____

Stretch _____

Recovery _____

Energy Level _____

Mental Clarity _____

Injury _____

Board Damage _____

_____

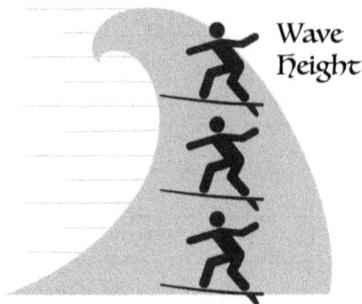

Wave Height

Break Type: beach • point • reef

_____

_____

Left / Right: moves • tubes • wipeouts

☐ ☐ _____

_____

Date _____

Time _____

Wave Shape: rolling • wall • hollow

_____

_____

Take Off: mellow • fast • late

_____

_____

Entry/Exit: channel • rocks • current

_____

_____

Bottom: sand • rock • reef • slab

_____

Sky: sunny • overcast • raining

_____

Swell Interval _____

Wind Speed _____

Water Temp _____

Use color pens to circle the degree combinations of today's swell & wind direction the compass. Draw or notate today's tide data in the graph

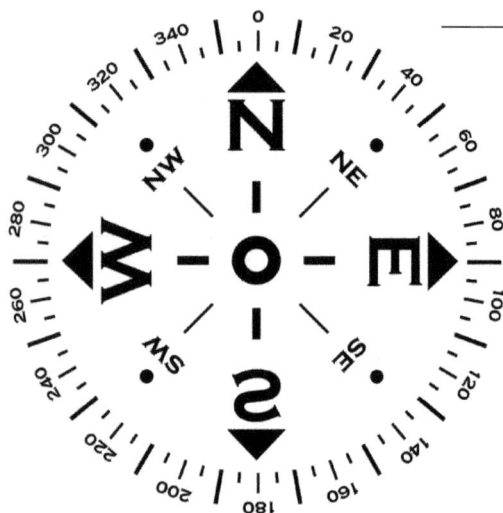

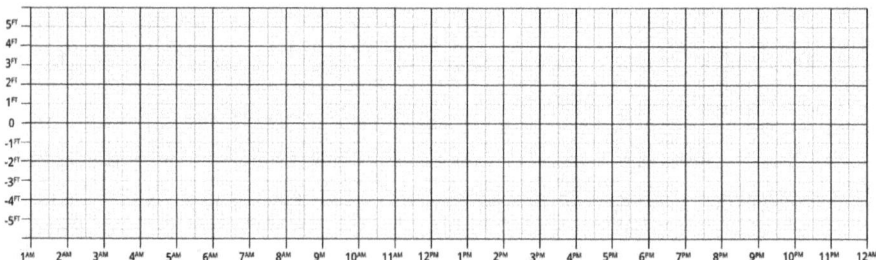

Journal _____

at _____

with _____

_____

_____

_____

Gear _____

Board ___'___ _____

Fins _____

Leash _____

Wetsuit _____

Wax _____

Sunscreen _____

_____

_____

Environment Notes: _____

Animals _____

Crowd _____

Hazards _____

Trash _____

Performance Notes: _____

Body Fuel Pre/Post _____

_____

Stretch _____

Recovery _____

Energy Level _____

Mental Clarity _____

Injury _____

Board Damage _____

_____

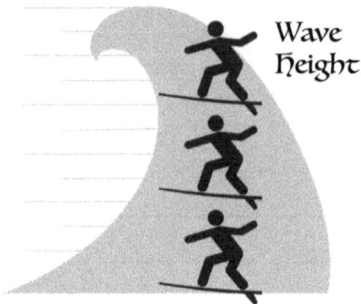

Wave Height

Break Type: beach · point · reef

_____

_____

Left / Right: moves · tubes · wipeouts

☐   ☐   _____

_____

Date _____

Time _____

Wave Shape: rolling · wall · hollow

_____

_____

Take Off: mellow · fast · late

_____

_____

Entry/Exit: channel · rocks · current

_____

_____

Bottom: sand · rock · reef · slab

_____

Sky: sunny · overcast · raining

_____

Swell Interval _____

Wind Speed _____

Water Temp _____

Use color pens to circle the degree combinations of today's swell & wind direction the compass. Draw or notate today's tide data in the graph

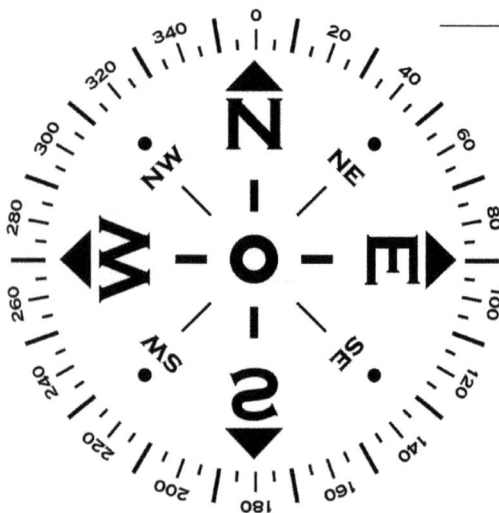

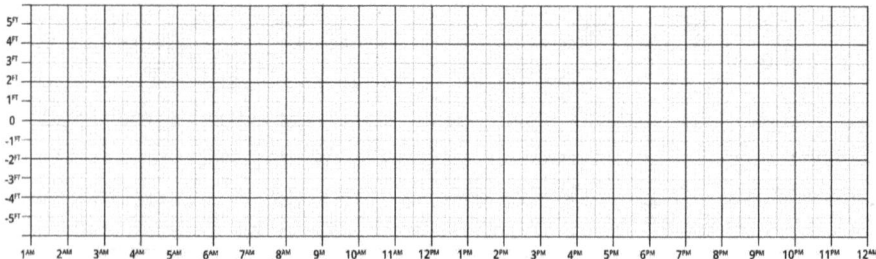

Tide graph with vertical scale from 5ᶠᵗ down to -5ᶠᵗ and horizontal time axis from 1ᴬᴹ to 12ᴾᴹ.

Journal _____

at _____

with _____

_____

_____

_____

Gear _____

Board ___'___ _____

Fins _____

Leash _____

Wetsuit _____

Wax _____

Sunscreen _____

_____

_____

Environment Notes: _____

Animals _____

Crowd _____

Hazards _____

Trash _____

Performance Notes: _____

Body Fuel Pre/Post _____

_____

Stretch _____

Recovery _____

Energy Level _____

Mental Clarity _____

Injury _____

Board Damage _____

_____

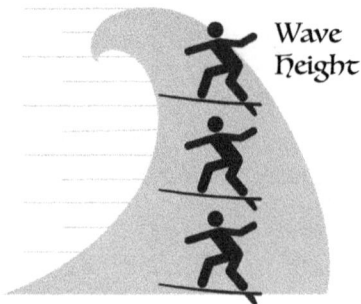

Wave Height

Break Type: beach · point · reef

_____

Left / Right: moves · tubes · wipeouts

☐ ☐ _____

Date _____

Time _____

Wave Shape: rolling · wall · hollow

_____

_____

Take Off: mellow · fast · late

_____

_____

Entry/Exit: channel · rocks · current

_____

_____

Bottom: sand · rock · reef · slab

_____

Sky: sunny · overcast · raining

_____

Swell Interval _____

Wind Speed _____

Water Temp _____

Use color pens to circle the degree combinations of today's swell & wind direction the compass. Draw or notate today's tide data in the graph

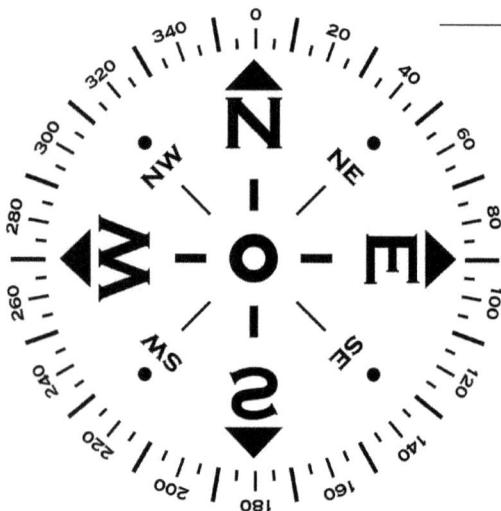

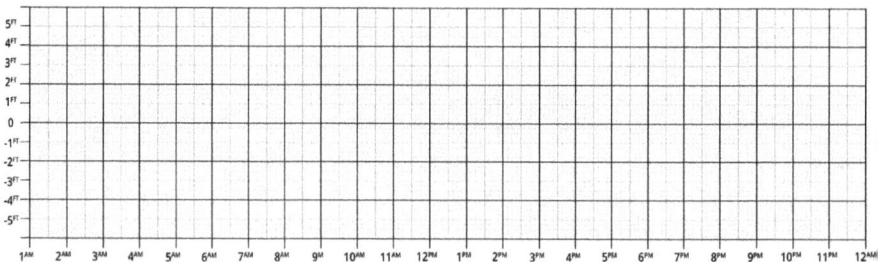

Compass: N NE E SE S SW W NW with degree markings 0, 20, 40, 60, 80, 100, 120, 140, 160, 180, 200, 220, 240, 260, 280, 300, 320, 340

Tide graph: 5FT, 4FT, 3FT, 2FT, 1FT, 0, -1FT, -2FT, -3FT, -4FT, -5FT
1AM 2AM 3AM 4AM 5AM 6AM 7AM 8AM 9AM 10AM 11AM 12PM 1PM 2PM 3PM 4PM 5PM 6PM 7PM 8PM 9PM 10PM 11PM 12AM

Journal _____

at _____

with _____

_____

_____

_____

Gear _____

Board ___'___ _____

Fins _____

Leash _____

Wetsuit _____

Wax _____

Sunscreen _____

_____

Environment Notes: _____

Animals _____

Crowd _____

Hazards _____

Trash _____

_____

Performance Notes: _____

Body Fuel Pre/Post _____

_____

Stretch _____

Recovery _____

Energy Level _____

Mental Clarity _____

Injury _____

Board Damage _____

_____

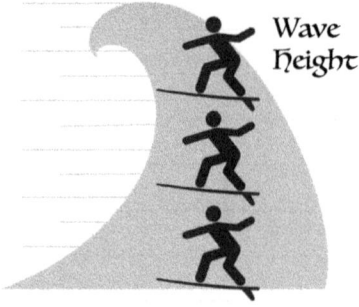

Wave Height

Date _____

Time _____

Wave Shape: rolling • wall • hollow

_____

_____

Take Off: mellow • fast • late

_____

_____

Break Type: beach • point • reef

_____

_____

Entry/Exit: channel • rocks • current

_____

_____

Left / Right: moves • tubes • wipeouts

☐   ☐   _____

_____

Bottom: sand • rock • reef • slab

_____

Sky: sunny • overcast • raining

_____

Swell Interval _____

Wind Speed _____

Water Temp _____

Use color pens to circle the degree combinations of today's swell & wind direction the compass. Draw or notate today's tide data in the graph

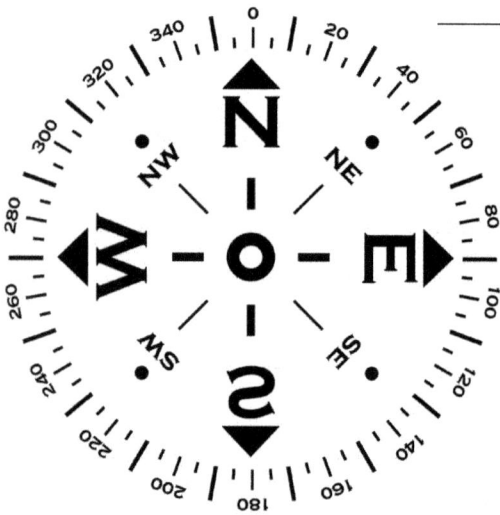

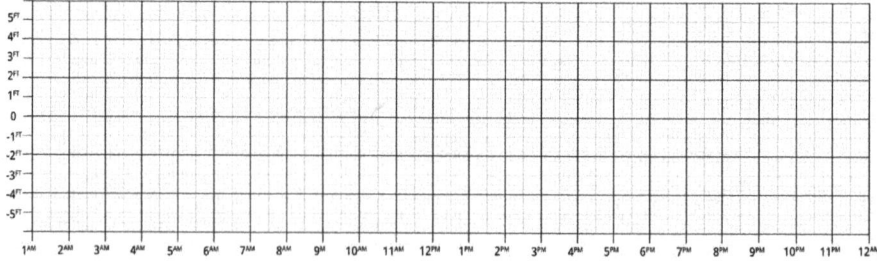

Journal _____

at _____

with _____

_____

_____

_____

Gear _____

Board ___'___ _____

Fins _____

Leash _____

Wetsuit _____

Wax _____

Sunscreen _____

_____

Environment Notes: _____

Animals _____

Crowd _____

Hazards _____

Trash _____

Performance Notes: _____

Body Fuel Pre/Post _____

Stretch _____

Recovery _____

Energy Level _____

Mental Clarity _____

Injury _____

Board Damage _____

For Log Instructions and
FREE Surf Conditions Resources:

www.SurfSessionLogBook.com

Also by Earth Afloat:

An Intense Calm - Maldives Eco Surfing Chronicle

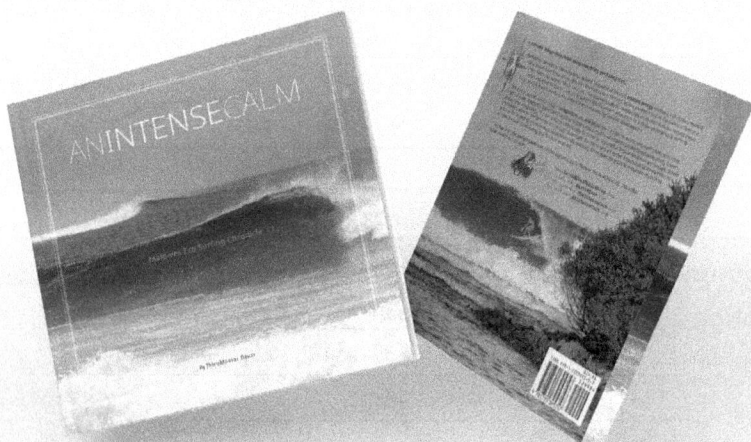

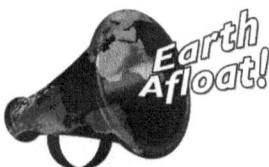